METODOLOGIE RIABILITATIVE IN LOGOPEDIA • VOL. 17

Collana a cura di
Carlo Caltagirone
Carmela Razzano
Fondazione Santa Lucia, IRCCS, Roma

Santi Centorrino • Maria Assunta Saieva
Sergio Santucci • Marco Capobianchi • Gian Daniele Zannino

Trattamento riabilitativo della componente semantica TRICS

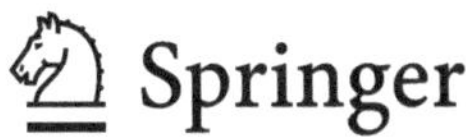

Springer

Santi Centorrino
Centro Riabilitazione "Il Tamburino" AUSL 7
Siena

Maria Assunta Saieva
Centro Riabilitazione "Terranuova B.ni" AUSL 8
Montevarchi (AR)

Sergio Santucci
Azienda Ospedaliera Universitaria Senese
Siena

Marco Capobianchi
Programmatore Flash

Gian Daniele Zannino
Fondazione Santa Lucia, IRCCS
Roma

Additional material to this book can be downloaded from http://extras.springer.com.

ISBN 978-88-470-1438-1 ISBN 978-88-470-1439-8 (eBook)
DOI 10.1007/978-88-470-1439-8

Layout copertina: Simona Colombo, Milano

Impaginazione: Graficando snc, Milano
Stampa: Arti Grafiche Nidasio, Assago (MI)

Springer-Verlag Italia s.r.l., via Decembrio 28, I-20137 Milano
Springer fa parte di Springer Science+Business Media (www.springer.com)

Presentazione della collana

Nell'ultimo decennio gli operatori della riabilitazione cognitiva hanno potuto constatare come l'intensificarsi degli studi e delle attività di ricerca abbiano portato a nuove e importanti acquisizioni. Ciò ha offerto la possibilità di adottare tecniche riabilitative sempre più efficaci, idonee e mirate.

L'idea di questa collana è nata dalla constatazione che, nella massa di testi che si sono scritti sulla materia, raramente sono stati pubblicati testi con il taglio del "manuale": chiare indicazioni, facile consultazione e anche un contributo nella fase di pianificazione del progetto e nella realizzazione del programma riabilitativo.

La collana che qui presentiamo nasce con l'ambizione di rispondere a queste esigenze ed è diretta specificamente agli operatori logopedisti, ma si rivolge naturalmente a tutte le figure professionali componenti l'équipe riabilitativa: neurologi, neuropsicologi, psicologi, foniatri, fisioterapisti, insegnanti, ecc.

La spinta decisiva a realizzare questa collana è venuta dalla pluriennale esperienza didattica nelle Scuole di Formazione del Logopedista, istituite presso la Fondazione Santa Lucia - IRCCS di Roma. Soltanto raramente è stato possibile indicare o fornire agli allievi libri di testo contenenti gli insegnamenti sulle materie professionali, e questo sia a livello teorico che pratico.

Tutti gli autori presenti in questa raccolta hanno all'attivo anni di impegno didattico nell'insegnamento delle metodologie riabilitative per l'età evolutiva, adulta e geriatrica. Alcuni di essi hanno offerto anche un notevole contributo nelle più recenti sperimentazioni nel campo della valutazione e del trattamento dei deficit comunicativi. Nell'aderire a questo progetto editoriale essi non pretendono di poter colmare totalmente la lacuna, ma intendono soprattutto descrivere le metodologie riabilitative da essi attualmente praticate e i contenuti teorici del loro insegnamento.

I volumi che in questa collana sono specificamente dedicati alle metodologie e che, come si è detto, vogliono essere strumento di consultazione e di lavoro, conterranno soltanto brevi cenni teorici introduttivi sull'argomento: lo spazio più ampio verrà riservato alle proposte operative, fino all'indicazione degli "esercizi" da eseguire nelle sedute di terapia.

Gli argomenti che la collana intende trattare vanno dai disturbi del linguaggio e dell'apprendimento dell'età evolutiva, all'afasia, alle disartrie, alle aprassie, ai disturbi percettivi, ai deficit attentivi e della memoria, ai disturbi comportamentali delle sindromi postcomatose, alle patologie foniatriche, alle ipoacusie, alla balbuzie, ai disturbi del calcolo, senza escludere la possibilità di poter trattare patologie meno frequenti (v. alcune forme di agnosia).

Anche la veste tipografica è stata ideata per rispondere agli scopi precedentemente menzionati; sono quindi previsti in ogni volume illustrazioni, tabelle riassuntive ed elenchi di materiale terapeutico che si alterneranno alla trattazione, in modo da semplificare la lettura e la consultazione.

Nella preparazione di questi volumi si è coltivata la speranza di essere utili anche a quella parte di pubblico interessata al problema, ma che non è costituita da operatori professionali né da specialisti.

Con ciò ci riferiamo ai familiari dei nostri pazienti e agli addetti all'assistenza che spesso fanno richiesta di poter approfondire attraverso delle letture la conoscenza del problema, anche per poter contribuire più efficacemente alla riuscita del progetto riabilitativo.

Roma, giugno 2000

Dopo la pubblicazione dei primi nove volumi di questa collana, si avverte l'esigenza di far conoscere quali sono state le motivazioni alla base della selezione dei lavori fin qui pubblicati.

Senza discostarsi dall'obiettivo fissato in partenza, si è capito che diventava necessario ampliare gli argomenti che riguardano il vasto campo della neuropsicologia senza però precludersi la possibilità di inserire pubblicazioni riguardanti altri ambiti riabilitativi non necessariamente connessi all'area neuropsicologica.

I volumi vengono indirizzati sempre agli operatori, che a qualunque titolo operano nella riabilitazione, ma è necessario soddisfare anche le esigenze di chi è ancora in fase di formazione all'interno dei corsi di laurea specifici del campo sanitario-riabilitativo.

Per questo motivo si è deciso di non escludere dalla collana quelle opere il cui contenuto contribuisca comunque alla formazione più ampia e completa del riabilitatore, anche sotto il profilo eminentemente teorico.

Ciò che continuerà a ispirare la scelta dei contenuti di questa collana sarà sempre il voler dare un contributo alla realizzazione del programma riabilitativo più idoneo che consenta il massimo recupero funzionale della persona presa in carico.

Roma, aprile 2004

C. Caltagirone
C. Razzano
Fondazione Santa Lucia
Istituto di Ricovero e Cura a Carattere Scientifico

Prefazione al volume

La necessità di lavorare facendo riferimento a delle teorie metodologiche ben precise obbliga il terapista a scegliere costantemente l'esercizio più utile ed efficace per ogni paziente. Il quotidiano agire riabilitativo ci insegna anche che la predisposizione del setting terapeutico e del materiale necessario per la conduzione della terapia è uno dei compiti che più impegna il terapista. Anche l'impegno didattico nei confronti degli studenti che si preparano a svolgere la nostra professione diventa uno stimolo che impone sempre la continua ricerca di soluzioni innovative per il lavoro clinico e riabilitativo.

La consolidata padronanza della metodologia riabilitativa di tipo cognitivo ha quindi suggerito di sfruttare le potenzialità offerte dal supporto computerizzato per rendere più snella e rapida la predisposizione della seduta terapeutica.

Quando siamo stati sollecitati a tradurre i tradizionali esercizi "carta-penna-figurina" in un software esistevano già programmi specifici per lettura e scrittura, sia per disturbi dell'età evolutiva che per deficit acquisiti da danno organico. Abbiamo allora pensato di centrare il "cuore" del problema, ponendo come obiettivo dell'intervento la Componente Semantica, che costituisce il magazzino in cui sono declinate le rappresentazioni semantiche, la genesi del lessico nella fase evolutiva e il necessario passaggio per la riorganizzazione funzionale in deficit acquisiti.

Da quei primi passi, grazie all'interazione dell'attuale gruppo di lavoro, TRICS ha raggiunto una articolazione più complessa, sulla base di un'impostazione teorica più strutturata, con particolare attenzione anche alla presentazione iconografica e alla fruibilità di utilizzo.

Il volume contiene una dettagliata presentazione dei presupposti teorici che permettono di intervenire sulle competenze semantico-lessicali, presentando una serie di esercizi e il materiale necessario a condurre sedute riabilitative con stimoli presentati attraverso il supporto informatico.

Nostro preciso intento è stato quello di rispondere all'esigenza di rigore metodologico che, ormai da tempo, investe la nostra professione fornendo un valido supporto che permetta di avere a disposizione del materiale "pronto all'uso".

L'ausilio informatico ci permette inoltre di raccogliere i risultati delle prestazioni dei pazienti per eventuali analisi e ricerche sull'efficacia del trattamento.

Lo sviluppo di questo esercizio è stato reso possibile grazie al confronto quotidiano con le difficoltà dei nostri pazienti, che ci hanno fornito continui spunti e i necessari suggerimenti per renderlo efficace e accattivante. Ugualmente, le sollecitazioni dei colleghi che hanno potuto sperimentare la duttilità e versatilità di questo strumento, hanno garantito l'energia necessaria per non arrendersi davanti alle difficoltà che sono state incontrate; fra queste la necessità di coniugare la pratica riabilitativa con la rigidità di un sistema informatico.

Questo volume che nasce dopo anni di esperienza riabilitativa su soggetti con lesione cerebrale è, quindi, destinato a tutti coloro che, a vario titolo, si occupano di abilitazione e riabilitazione del linguaggio. Per abilitazione si fa riferimento al percorso di sviluppo delle abilità linguistiche che avviene in età evolutiva (l'esercizio presentato in questo lavoro permette infatti di favorire lo sviluppo del legame tra la parola e il suo significato) mentre il riabilitatore, che si occupa di soggetti in età adulta con perdita e/o decadimento delle competenze semantiche, può trovare qui un valido supporto per condurre esercizi mirati.

Le persone che hanno collaborato a questo lungo processo sono state numerose: intendiamo, quindi, ringraziare il Professor Riccardo Cioni, responsabile della Neuroriabilitazione del dipartimento di Neurologia dell'Università di Siena, che per primo ha creduto nella possibilità di tradurre i nostri esercizi cartacei in software; Tatiana Marsili, ingegnere informatico, che affiancandosi quotidianamente al nostro lavoro ha tradotto la nostra proposta teorica nel linguaggio informatico ed è riuscita a sviluppare il primo prototipo dell'esercizio; gli studenti e i colleghi che nel corso di questi anni hanno fornito i suggerimenti per rendere il meno imperfetto possibile il programma. Un dovuto ringraziamento per la collega Floriana Comezzi, che non solo ha fornito la voce ma è stata preziosa interfaccia tra linguaggio informatico e logopedico. Infine, un particolare e affettuoso ringraziamento a Carmela Razzano, che con intuito e pervicacia è riuscita a creare e motivare la squadra giusta per portare a termine un'idea nata molti anni fa e rimasta a lungo allo stato embrionale.

L'auspicio è che TRICS non solo renda più agevole il lavoro di chi si occupa di riabilitazione, ma possa rivelarsi anche efficace e gradevole con lo scopo ultimo di rendere sempre il miglior servizio per gli utenti.

Siena, settembre 2009

Santi Centorrino
Maria Assunta Saieva
Sergio Santucci

Indice

Capitolo 1
Introduzione

Gian Daniele Zannino

La memoria semantica

In un importante saggio del 1972 Tulving definì per primo con chiarezza i confini di un ambito di studio che negli ultimi decenni è stato al centro di un'intensa attività di ricerca. Questo nuovo oggetto di studio era la *memoria semantica*. Da allora, in ambito psicologico e neuropsicologico, per memoria semantica si intende quell'insieme di conoscenze che ci consente di interpretare le parole e le cose. Il fatto che le stesse competenze che ci consentono di attribuire un significato alle parole siano impiegate anche per interpretare gli oggetti dell'esperienza extraverbale non è scontato e, anzi, contrasta con una solida tradizione di studi linguistici (vedi per esempio de Saussure, 1913) che vorrebbe il significato delle parole come il risultato di rapporti tra unità lessicali tutti definibili all'interno del piano linguistico. Tuttavia è innegabile che trent'anni di ricerca sui processi cognitivi impegnati nel dare senso a parole e cose abbiano raggiunto risultati importanti e concreti. Tanto concreti da poter essere tradotti in approcci riabilitativi ai deficit semantici conseguenti a lesioni cerebrali.

Uno degli assunti principali di questo filone di ricerca è che la memoria semantica custodisca dei concetti astratti, denominabili con le parole delle lingue naturali, e di cui i diversi oggetti del mondo reale costituiscono altrettanti esemplari. Esiste il concetto di *gatto* che possiamo esprimere con la parola "gatto" e di cui tutti i gatti reali che possiamo incontrare costituiscono degli esemplari. Il vantaggio insito nel possedere, nella propria memoria semantica, il concetto di *gatto* è piuttosto ovvio ma di grandissima portata: se incontro un gatto che non ho mai visto prima so già molte cose di lui. So per esempio che potrei farmelo amico offrendogli del latte, che potrebbe graffiarmi se lo costringo in un angolo, e che potrei scacciarlo con una secchiata di acqua. Se al posto del gatto mettiamo un leone diventa subito molto più chiaro quale vantaggio ai fini della sopravvivenza possa risiedere nel possedere un concetto quando ci si imbatte in un suo esemplare.

È importante chiarire come, sebbene il concetto di *leone* coincida con il significato della parola "leone", esso sia largamente indipendente dalla parola che lo designa: in effetti anche le gazzelle, che non possiedono parole per esprimersi, dimostrano di possedere il concetto di leone quando generalizzano le medesime condotte di fuga a tutti i loro incontri con un esemplare del felino, anche se quel particolare esemplare non lo hanno mai visto prima. Allo stesso modo è evidente che tutti gli animali, pur non esprimendosi a parole, hanno il concetto di *cibo* dal momento che si dimostrano capaci di distinguere tra cose ingeribili e cose non ingeribili.

Come risulta dall'ultimo esempio fatto, gli esemplari di uno stesso concetto non devono essere tutti fisicamente identici: le cose da mangiare possono essere in effetti molto diverse tra di loro, eppure hanno tutte alcune cose in comune; queste cose in comune altro non sono che i *tratti semantici* del concetto di cui sono esemplari. Un punto di vista oggi largamente accettato, tanto in linguistica (Simone, 1990) che in ambito neuropsicologico (Garrard et al, 2001; Zannino et al, 2006), è che i concetti siano rappresentabili come insiemi di tratti, ciascuno dei quali rimanda ad una caratteristica presente negli esemplari del concetto corrispondente. Uno stesso tratto può entrare a far parte di diversi concetti, così, per esempio, il tratto "ha zampe" è presente sia nella rappresentazione semantica di *gatto* che i quella di *orso* in quanto gli esemplari di entrambi i concetti sono dotati di zampe. Accanto a tratti *condivisi* da molti concetti ve ne sono altri maggiormente *distintivi* come è il caso di "miagola", che è vero del gatto ma non compare nelle rappresentazioni semantiche degli altri animali. I tratti inoltre non alludono sempre a caratteristiche apprezzabili attraverso i sensi (come è il caso dei cosiddetti tratti *percettivi*), essi possono anche specificare caratteristiche *funzionali*, come "si usa per tagliare" o altre caratteristiche *enciclopediche*, come "dorme nella cuccia".

Il ricorso ai tratti semantici consente di spiegare agevolmente le nostre intuizioni circa fenomeni quali il grado variabile di prototipicità tra i membri di una stessa categoria o la somiglianza semantica tra concetti coiponimi, ovvero riconducibili a uno stesso termine sovraordinato. Prendiamo il caso di "cane", "gatto" ed "animale"; i primi due termini sono coiponimi rispetto al terzo che rappresenta il termine sovraordinato. La nostra intuizione ci dice che "cane" e "gatto" hanno significati simili, e che anche "animale" è semanticamente imparentato ai primi due ma che ha un significato più generico. In termini di tratti semantici l'affinità semantica tra coiponimi è data dal fatto che le rappresentazioni semantiche corrispondenti condividono un alto numero di tratti; per esempio nel nostro caso gli esemplari di entrambi i concetti "mangiano", "hanno il pelo", "sono domestici", "hanno la coda", ecc. Tuttavia, solo il cane "abbaia" e solo il gatto "miagola", ed è in virtù della presenza di un certo numero di tratti individuanti che i due concetti, sebbene imparentati, sono pur sempre diversi. Alla base della nostra intuizione sul fatto che "animale" è un termine più generico rispetto ai suoi coiponimi ("cane", "gatto", "lucertola", "canarino" ecc.) sta il fatto che la sua rappresentazione semantica contiene solo i tratti condivisi da tutti i membri delle categorie subordinate, la rappresentazione semantica di *animale* non contiene infatti il tratto "miagola" poiché non tutti gli animali miagolano, conterrà invece il tratto "respira" in quanto esso è vero per tutti gli esemplari della categoria *animali*.

Fino ad ora abbiamo parlato delle rappresentazioni semantiche come liste di tratti (cioè di caratteristiche) necessarie e sufficienti a definire i membri di una particolare categoria (cioè gli esemplari di un determinato concetto). In realtà le cose non stanno proprio così, e ciò si riflette nel fatto che ci sono animali più animali di altri o mele più mele di altre, ovvero che ogni categoria (sia essa sovraordinata o subordinata) ammette esemplari più o meno tipici (o prototipici, come si usa dire) al suo interno. La relazione tra prototipicità e struttura semantica è stata oggetto di un'intensa attività di ricerca in ambito psicologico a partire dagli anni settanta del secolo scorso (Rosch e Mervis, 1975; Tversky, 1977). L'argomento principale di questi autori era il seguente: se le rappresentazioni semantiche consistessero di tratti che specificano caratteristiche necessarie e sufficienti per essere considerati membri della categoria corrispondente, non potrebbero esistere membri più tipici e membri meno tipici ma solamente membri e non-membri. È dunque più corretto pensare che le rappresentazioni semantiche contengano tratti la cui presenza è più o meno probabile negli esemplari della categoria corrispondente: alcuni tratti saranno molto probabili, altri addirittura improbabili. Ad esempio, nella categoria dei mammiferi "ha quattro zampe" e "vive sulla terra ferma" è molto più probabile di "vola" o "vive nell'acqua", ecco perché i cani o i gatti sono universalmente considerati mammiferi più tipici delle balene o dei pipistrelli. Riassumendo possiamo dire che un elemento è tanto più prototipico quanto più possiede tratti probabili (e quanto meno possiede tratti improbabili) tra i membri della sua categoria. Ciò è vero sia quando giudichiamo della prototipicità di un coiponimo all'interno di una sovraordinata (ad esempio quando affermiamo che la mela è un frutto più tipico della mora), sia quando giudichiamo a un livello gerarchicamente più basso dove non abbiamo etichette lessicali per distinguere un esemplare dall'altro (ad esempio quando affermiamo che una pera tondeggiante è meno tipica di una pera allungata). Da quanto si è detto appare evidente come la prototipicità sia una dimensione continua che va dal massimo della centralità al massimo della eccentricità fino a comprendere elementi per cui si può essere addirittura in dubbio se considerarli membri, sebbene atipici, di una data categoria: il monopattino può essere considerato un veicolo? E i pattini a rotelle? Ecco dunque come un altro aspetto del problema della prototipicità sia rappresentato dal fatto che le categorie semantiche abbiano dei confini sfumati per cui non sempre è semplice stabilire se un elemento faccia o meno parte di una data categoria.

La degradazione patologica della memoria semantica

La descrizione degli aspetti clinici della perdita delle competenze semantiche in seguito a un danno cerebrale ha una storia piuttosto recente. I modelli neuropsicologici classici non consideravano ad esempio la ricaduta di un deficit semantico sulle capacità di un soggetto di usare il linguaggio o di adoperare correttamente oggetti di uso comune. Per restare nell'ambito dei disturbi del linguaggio, la ben nota classificazione di Lichtheim (Lichtheim, 1885), sebbene prevedesse molte forme di afasia, caratterizzate da una mancata comprensione delle parole, non contemplava mai il caso che ciò potesse avvenire perché le rappresentazioni mentali dei significati erano andate perdute in seguito al danno cerebrale. Nel modello di Lichtheim la mancata comprensione del linguaggio dipende sempre da un mancato accesso a un "centro dei concetti" di per se integro. Similmente, sul versante della produzione, i modelli classici non contemplano le conseguenze di un deficit semantico sulla qualità dell'eloquio. A partire dagli studi della Warrington negli anni settanta del secolo scorso (Warrington, 1975) le modalità con cui la memoria semantica può andare incontro a un danno nelle diverse patologie cerebrali e le sue conseguenze sul funzionamento cognitivo, verbale ed extraverbale, del soggetto portatore di un disturbo semantico sono state al centro di un'intensa attività di ricerca. Oggi sappiamo che raramente un danno vascolare causa un danno selettivo della memoria semantica. Di solito, se il danno alla memoria semantica consegue ad un'ischemia cerebrale, esso si accompagna a deficit a carico della capacità di processare l'aspetto fonologico delle parole oltre che il loro significato, come accade ad esempio nel paziente affetto da afasia globale. Viceversa, in corso di alcune patologie degenerative, quali la demenza di Alzheimer e la demenza semantica, si osserva una compromissione delle competenze semantiche nel contesto di un sostanziale risparmio degli aspetti fonologici e morfosintattici del linguaggio (sulla diagnosi differenziale tra deficit semantici ed extrasemantici nelle afasie, vedi in questa stessa collana Zannino, 2003). Mentre nella malattia di Alzheimer il disturbo semantico non è tuttavia l'unico danno cognitivo in quanto è sempre associato, fin dalle fasi iniziali della malattia, almeno a un deficit a carico della memoria episodica, nella demenza semantica (a dispetto di un nome non molto felice) il disturbo semantico compare nel contesto di un completo risparmio di tutte le altre competenze cognitive. Questi pazienti, descritti per la prima volta dalla Snowden, che coniò il termine di demenza semantica (Snowden et al, 1989; vedi anche Hodges et al, 1992), rappresentano i casi clinici più istruttivi circa le ricadute del deficit semantico sul funzionamento cognitivo generale di un essere umano. Sul versante linguistico il deficit semantico si esprime con un progressivo impoverimento del vocabolario, tanto nell'aspetto della produzione quanto in quello della comprensione. L'eloquio spontaneo è fluente e corretto dal punto di vista morfosintattico, ma il paziente ricorre a termini molto generici (parole passepartout), esita nella ricerca delle parole (pause anomiche) e commette parafasie semantiche ("cane" per "gatto"); assenti o quasi assenti sono invece le parafasie fonologiche ("grilo" per "grigio"). La comprensione degrada di pari passo, con una spiccata tendenza (apprezzabile anche in produzione) a mantenere più a lungo le competenze sui termini che designano concetti che al paziente risultano particolarmente familiari.

Le parafasie semantiche, ovvero la produzione di parole semanticamente affini alla parola target, si possono agevolmente spiegare col ricorso al modello di rappresentazione semantica a tratti che abbiamo illustrato nella prima parte di questa introduzione. Si ipotizza che il deficit semantico derivi dalla perdita di alcuni tratti semantici dalle rappresentazioni dei concetti; si ipotizza inoltre che i tratti più resistenti al danno neurologico siano quelli condivisi dal maggior numero di concetti. Queste ipotesi si conciliano perfettamente con l'osservazione clinica che la maggior parte delle parafasie semantiche consiste nella produzione di un coiponimo, come nell'esempio appena fatto, o di un termine sovraordinato ("animale" per "cane"); entrambi i fenomeni sono infatti spiegabili con la perdita dei tratti individuanti nelle rappresentazione dei singoli concetti che verrebbero così a convergere in un generico concetto sovraordinato. In altre parole, se del cane, del gatto e dell'animale so soltanto che mangiano, si riproducono e respirano, le etichette che li designano saranno per me di fatto sinonimiche e dunque utilizzabili indistintamente.

Un'altra patologia che ha fornito un notevole contributo nella comprensione della memoria semantica è l'encefalite erpetica. Oltre a danni alla memoria episodica, questa patologia provoca spesso danni alla memoria semantica, che in un certo numero di casi hanno la caratteristica di colpire maggiormente concetti riconducibili a particolari categorie semantiche (Gainotti, 2000). Spesso, ma è stata osservata anche la dissociazione opposta, le categorie più colpite sono quelle di animali e vegetali (il cosiddetto "dominio dei viventi"), mentre le categorie relativamente risparmiate si trovano nel "dominio dei non viventi": utensili, veicoli, mobili ecc. Una delle ipotesi più accreditate, per spiegare come alcuni pazienti possano per esempio non essere più in grado di distinguere una giraffa da un leone pur restando perfettamente di grado di distinguere tra un cacciavite e uno scalpello, è che il contributo di tratti di tipo percettivo e funzionale vari di dominio in dominio. Secondo questa ipotesi, avanzata per la prima volta dalla Warrington e dai suoi collaboratori (Warrington e Shallice, 1984), le rappresentazioni semantiche dei concetti nel dominio dei viventi si baserebbero soprattutto su tratti di tipo percettivo (per esempio che la giraffa "ha il collo lungo"), mentre i concetti nel dominio dei non viventi si baserebbero soprattutto su tratti di tipo funzionale (per esempio che il cacciavite "serve per svitare"). Assumendo che un danno cerebrale possa colpire più gravemente un tipo di tratto piuttosto che l'altro, questa ipotesi appare in grado di spiegare le dissociazioni categoriali osservate in alcuni pazienti.

Dunque i concetti sono rappresentati in tratti che possono variare per tipo e distintività; ma quale che sia l'organizzazione interna dei concetti, essi servono come si è detto per categorizzare gli oggetti del mondo. Le parafasie semantiche dei pazienti affetti da demenza semantica in effetti possono essere agevolmente ricondotte a errori di classificazione; nell'esempio fatto, il nostro paziente ha scambiato un cane per un gatto. Ma quali sono le conseguenze di un errore di classificazione nel comportamento extraverbale dei pazienti? Si era detto che il vantaggio insito nella corretta classificazione di un esemplare di un concetto sta nella possibilità di trattarlo come cosa nota, quindi sostanzialmente nel sapere come lo si deve trattare. Se un paziente affetto da demenza semantica non è più in grado di categorizzare oggetti comuni sarà in grado di usarli? La risposta in linea teorica è "no", e in pratica "non tanto bene", anche se meglio di quello che si potrebbe pensare stando a come si comporta in prove come la denominazione di figure. Il motivo principale per cui un deficit della memoria semantica, in certe circostanze, può avere conseguenze pratiche meno gravi di quelle che potremmo aspettarci è che la categorizzazione semantica è critica soprattutto in presenza di esemplari mai incontrati prima. Il paziente che a casa sua dimostra di usare perfettamente il telefono in fondo non deve categorizzarlo ogni volta che lo vede, perché è sempre lo stesso telefono; ma cosa succederebbe se al suo posto dovesse trovarne un altro? L'esperimento è stato fatto e, nel caso particolare, la paziente che era perfettamente in grado di servirsi del proprio apparecchio, scambiò il telefono che non aveva mai visto per un asciugacapelli e ovviamente non fu in grado di dimostrarne l'uso (Snowden, 1994).

La riabilitazione della memoria semantica

La memoria semantica è necessaria tanto alla produzione e comprensione del linguaggio quanto a una corretta interazione con il mondo extraverbale, di cui un esempio è l'utilizzo di oggetti di uso comune. Grazie ai tratti immagazzinati nella nostra memoria semantica noi siamo in grado di categorizzare gli oggetti del mondo e di dare un senso alle parole delle lingue naturali. Se questo è il nucleo della memoria semantica è normale che su questo insista la riabilitazione dei deficit semantici. In uno studio sugli esercizi riabilitativi proposti da un ampio campione di logopedisti inglesi a soggetti con deficit semantico-lessicali, Horton e Byng riportano che circa il 70% dell'attività riabilitativa verteva su esercizi di categorizzazione (*sorting*), cerca l'intruso (*odd one out*) e confronto parola-figura (*word-picture matching*) (Horton e Byng, 2002). Nei primi due casi, gli esercizi venivano svolti sia con materiale iconografico che con materiale verbale. Nell'esercizio di *sorting* ad esempio si può richiedere di disporre in due gruppi sia fotografie di frutti e di verdure, sia cartoncini recanti i nomi scritti di frutti e di verdure. Similmente, nel caso dell'esercizio di *odd one out* si può richiedere al paziente di individuare la parola o la figura corrispondente a un frutto in mezzo ad alcune parole/figure corrispondenti a verdure. Un esempio di approccio terapeutico basato sui tratti è la *semantic feature analysis* (Cohelo et al, 2000), in cui il paziente con l'aiuto del terapista deve denominare una figura ed enumerare una serie di tratti (sia funzionali che percettivi) veri per gli esemplari del concetto corrispondente.

Il programma riabilitativo computerizzato oggetto di questo lavoro mette a frutto le conoscenze che la ricerca scientifica ha messo disposizione sull'organizzazione della memoria semantica nonché le precedenti esperienze riabilitative. Gli esercizi proposti vertono su attività di categorizzazione basate sulla conoscenza dei tratti semantici di oltre 400 concetti concreti. In considerazione delle possibili dissociazioni legate alle diverse categorie semantiche e ai diversi tipi di tratto si è avuto cura di proporre concetti sia riconducibili al dominio dei viventi che a quello dei non viventi e tratti sia di tipo percettivo che non percettivo. Inoltre, in accordo con l'assunto teorico che le stesse competenze semantiche sono alla base della nostra capacità di interpretare parole e cose, è stato reso possibile lavorare sia su materiale verbale che su materiale iconografico; quest'ultimo, a nostro avviso, risulterà particolarmente utile nel trattamento del disturbo semantico in pazienti con un concomitante deficit lessicale, nei quali l'uso di materiale verbale potrebbe impedire l'accesso alle residue competenze semantiche. Infine, la vastità del *corpus* dei concetti a cui il programma computerizzato attinge e la procedura casuale con cui di volta in volta vengono selezionati gli items su cui lavorare garantisce agli esercizi un basso grado di ripetitività che riteniamo possa giovare alla generalizzazione degli apprendimenti. Da ultimo merita menzionare che, in accordo con una caratteristica centrale del nostro sistema semantico, alcune categorizzazioni avranno un certo margine di ambiguità (si veda l'esempio del monopattino); questa caratteristica può essere sfruttata dal terapista come spunto di discussione sui criteri definenti i singoli concetti, ovvero, come si è detto prima, sul fatto che le rappresentazioni semantiche non si compongano di liste di tratti necessari e sufficienti e che di conseguenza non tutti gli esemplari di un concetto sono ugualmente tipici e rappresentativi.

Bibliografia

Cohelo CA, McHugh RE, Boyle M (2000) Semantic feature analysis as a treatment for aphasic dysnomia: a replication. Aphasiology 14:133-142

de Saussure F (1913) Cours de linguistique generale. Payot, Parigi (trad. it. Corso di linguistica generale, 1967. Laterza, Bari)

Gainotti G (2000) What the locus of brain lesion tells us about the nature of the cognitive defect underlying category-specific disorders: a review. Cortex 36:539-559

Garrard P, Lambon Ralph MA, Hodges JR, Patterson K (2001) Prototypicality, distinctiveness, and intercorrelation: analyses of the semantic attributes of living and nonliving concepts. Cognitive Neuropsychology 18:125-174

Hodges JR, Patterson K, Oxbury S, Funnell E (1992) Semantic dementia: progressive fluent aphasia with temporal lobe atrophy. Brain 115:1783-1806

Horton S, Byng S (2002) Semantic therapy in day-to-day clinical practice: perspectives on diagnosis and therapy related to semantic impairments in aphasia. In: Hillis AE, The handbook of language disorders. New York, Psychology Press

Lichtheim L (1885) On aphasia. Brain 7:433-484

Rosch E, Mervis CB (1975) Family resemblances: studies in the internal structure of categories. Cognitive Psychology 7:573-605

Simone R (1990) Fondamenti di linguistica. Laterza, Bari

Snowden JS, Goulding PJ, Neary D (1989) Semantic dementia: a form of circumscribed cerebral atrophy. Behavioural Neurology 2:167-182

Snowden JS, Griffiths, Neary D (1994) Semantic dementia: autobiographical contribution to preservation of meaning. Cognitive Neuropsychology 11:265-288

Tulving E (1972) Episodic and semantic memory. In: Tulving E, Donaldson W (eds) Organization of memory. New York, Academic Press

Tversky A (1977) Features of similarity. Psychological Review 84:327-352

Warrington EK (1975) The selective impairment of semantic memory. Quarterly Journal of Experimental Psychology 27:635-657

Warrington EK, Shallice T (1984) Category-specific semantic impairments. Brain 107:829-859

Zannino GD (2003) Il disturbo semantico: inquadramento, valutazione e riabilitazione. Springer-Verlag Italia

Zannino GD, Perri R, Pasqualetti P et al (2006) Analysis of the semantic representations of living and nonliving concepts: a normative study. Cognitive Neuropsychology 23:515-540

Capitolo 2
Presentazione del trattamento riabilitativo TRICS

Santi Centorrino, Maria Assunta Saieva, Sergio Santucci

Il trattamento riabilitativo della componente semantica (TRICS) è stato sviluppato come strumento per consolidare o riorganizzare le categorizzazioni del mondo reale che stanno alla base dello sviluppo e dell'uso del linguaggio. Queste conoscenze, frutto delle acquisizioni pratiche esperienziali e culturali dell'uomo, sono rappresentate nella Componente Semantica, modulo centrale del Modello Semantico Lessicale.

Il programma è nato sulla base di riflessioni ed approfondimenti in anni di esperienza riabilitativa con persone che manifestavano uno scarso consolidamento, un impoverimento o una perdita nelle conoscenze semantiche.

Gli esercizi contenuti nel programma ripropongono tipologie di compiti che, nella pratica clinica, vengono somministrati in forma cartacea, con il costante controllo da parte del terapista.

TRICS è composto da tre tipi di esercizi:

- Seleziona: compito di *sorting* tra domini diversi o all'interno di una categoria, con 8 stimoli per volta;
- Vero/Falso: compito di giudizio semantico su un singolo stimolo della categoria prescelta;
- Ordina: compito di confronto tra stimoli appartenenti alla stessa categoria.

L'uso di un programma informatico, quale è TRICS, permette di usufruire di una grande quantità di materiale iconografico prontamente disponibile, di regolarne la velocità di somministrazione, di poter conservare e gestire i dati relativi alle prestazioni.

Si ha quindi a disposizione un sistema che, grazie alla randomizzazione effettuata tra 400 immagini (o le relative etichette verbali), permette di variare costantemente gli stimoli su cui condurre i compiti.

TRICS, inoltre, fornisce un feed-back costante nel corso dell'esecuzione del compito, permette di variare la tipologia di somministrazione dello stimolo (figura o parola) e, infine, registra ed elabora i risultati della sessione di esercizio.

Gli stimoli iconografici contenuti nel programma sono rappresentati da una serie di immagini a colori a elevata risoluzione; queste fanno riferimento a esemplari appartenenti a categorie concettuali del dominio animato e non animato (Animali – Vegetali – Utensili – Abbigliamento – Mezzi di trasporto).

La scelta riguardo le categorie è stata determinata dall'abbondante mole di letteratura scientifica riguardante lo studio sulla rappresentazione semantica dei concetti e sulle dissociazioni tra le categorie che si evidenziano in patologia.

Eventuali problemi di interpretazione ambigua in relazione al concetto possono essere superati agendo direttamente sul database del programma.

Considerato che le conoscenze concettuali sono indipendenti dalla modalità di accesso, il programma offre la possibilità di utilizzare la presentazione verbale (grafemica) in alternativa a quella visiva (iconica). Le immagini presentate, poste su uno sfondo neutro, sono prive di qualsiasi elemento accessorio che potrebbe costituire una facilitazione (apporto semantico costituito dal contesto ambientale, dalla presenza di elementi correlati, ecc.), questo permette di poter lavorare sul singolo concetto in esame.

Come avviene nel corso dell'esercizio cartaceo tradizionale, il programma fornisce costantemente informazioni sulla completezza e sulla correttezza del compito e, se necessario, ne fornisce la soluzione. Tutti i messaggi che TRICS presenta visivamente vengono trasmessi anche in forma audio. La gradevolezza della presentazione su schermo permette di mantenere un adeguato livello di attenzione e di motivazione al compito.

Il periodo di sperimentazione del prodotto ha permesso di verificare la facile gestione del software e la possibilità di utilizzare il programma non solo in ambito riabilitativo, ma anche come strumento educativo per favorire lo sviluppo delle conoscenze concettuali nel bambino.

Quindi, per i logopedisti TRICS è uno strumento per la riabilitazione della componente semantica e per gli insegnanti un valido sussidio in forma ludica atto ad integrare le attività educative mirate alle conoscenze semantiche e lessicali del bambino.

Materiali

Il programma TRICS è stato creato in ambiente Windows con Macromedia Flash 8 con linguaggio di programmazione Action Script 2.0; può essere utilizzato anche in ambiente Macintosh.

Il programma è stato sviluppato su un totale di 400 stimoli rappresentati da immagini iconografiche (formato .jpg, dimensioni 285x285 pixel) collocate nella cartella **immagini**, l'elenco totale degli stimoli di TRICS è rappresentato nella Tabella 2.1.

Tabella 2.1. Elenco totale degli stimoli

1	accappatoio	9	ananas	17	arancia
2	accendino	10	anatra	18	asciugacapelli
3	aereo	11	anfora	19	asino
4	aereo da turismo	12	annaffiatoio	20	asparago
5	aereo militare	13	ape	21	auto da corsa
6	aglio	14	apriscatola	22	autoarticolato
7	agnello	15	aquila	23	autobetoniera
8	albicocca	16	arachidi	24	autocisterna

25 automobile
26 autopompa
27 autoreggenti
28 babbucce
29 balena
30 banana
31 barbagianni
32 barca a vela
33 basco
34 basilico
35 beauty case
36 bermuda
37 berretto
38 berretto di lana
39 berretto sportivo
40 bicchiere
41 bici da corsa
42 bicicletta
43 bietola
44 bikini
45 bilancia
46 binocolo
47 bisarca
48 body
49 bollitore
50 bombetta
51 borsa
52 bottiglia
53 boxer
54 broccoli
55 bruco
56 bullone
57 bustino
58 cacciavite
59 caffettiera
60 calesse
61 calibro
62 calze
63 calzettoni
64 calzini
65 calzini da bimbo
66 calzoni corti
67 camaleonte
68 camice
69 camicetta
70 camicia
71 camicia da donna
72 camicia da uomo
73 camion
74 camioncino
75 cammello
76 camper
77 canarino
78 candela
79 cane
80 canoa
81 canotto
82 cappello
83 cappello a cilindro
84 cappello da pioggia
85 cappotto
86 capra
87 carabina
88 caraffa
89 carciofo
90 cardellino
91 cardigan
92 carota
93 carpa
94 carretto
95 carriola
96 carro armato
97 carrozza
98 castagna
99 cavalletta
100 cavallo
101 cavalluccio
102 cavatappi
103 cavolfiore
104 cavolo
105 cazzuola
106 cellulare
107 cervo
108 cesoie
109 chiave inglese
110 chiavi
111 ciabatte
112 ciabattine
113 cigno
114 ciliege
115 cinghiale
116 cintura
117 cipolla
118 civetta
119 coccinella
120 cocomero
121 colapasta
122 colino
123 coltello
124 coltello a serramanico
125 coniglio
126 coppola
127 corbezzola
128 cornacchia
129 corvo
130 costume da uomo
131 costume intero
132 cravatta
133 cucchiaino
134 cuffia
135 dado
136 delfino
137 dirigibile
138 doposci
139 dromedario
140 elefante
141 elicottero
142 fagiolini
143 falce
144 falco
145 farfalla
146 felpa
147 ferro da stiro
148 fiasco
149 fico
150 finocchio
151 fiordaliso
152 fiore di zucca
153 foca
154 forbici
155 forbicine
156 forchetta
157 formaggiera
158 formica
159 fragola
160 fungo
161 funivia
162 fuoristrada
163 furgone
164 gabbiano
165 gallina
166 gallo
167 gatto
168 gazza
169 gazzella
170 germano
171 ghepardo
172 giacca
173 giacca a vento
174 giacca per moto
175 giaccone
176 giraffa
177 girasole

178 giubbino
179 giubbotto
180 gommone
181 gondola
182 gonna
183 gonna di jeans
184 gonnellino
185 granoturco
186 grattugia
187 grembiule da cucina
188 grembiule da scuola
189 guanti
190 guanti da forno
191 guanti da sci
192 gufo
193 imbuto
194 impermeabile
195 incudine
196 infradito
197 insalatiera
198 ippopotamo
199 iris
200 jeans
201 kiwi
202 lampadina
203 lapis
204 lattuga
205 lente
206 leone
207 lepre
208 levigatrice
209 libro
210 lima
211 limone
212 livella
213 locomotiva
214 luccio
215 lucertola
216 lupo
217 macchina fotografica
218 maglia da calcio
219 maglietta
220 maglioncino
221 maglione
222 maiale
223 mandarino
224 margherita
225 marmotta
226 marsupio
227 martello
228 mattarello
229 mazzuolo
230 melanzana
231 melone
232 merlo
233 metro
234 mezzaluna
235 missile
236 mongolfiera
237 monopattino
238 montone
239 mora
240 morsa
241 mortaio
242 moto
243 motocarro
244 motorino
245 motoscafo
246 mucca
247 muta
248 mutande
249 nave
250 noce
251 noce di cocco
252 oca
253 oca selvatica
254 occhiali
255 occhiali da sole
256 occhialini
257 oliva
258 ombrello
259 orca
260 orchidea
261 orologio
262 orologio da tasca
263 orso
264 padella
265 padella per caldarroste
266 paglietta
267 paletta
268 pantaloncini
269 pantaloni
270 pantofole
271 pappagallino
272 pinza a pappagallo
273 passamontagna
274 patate
275 pattini da ghiaccio
276 pelliccia
277 pennello
278 pentola
279 peperoncino
280 peperone
281 pera
282 pesca
283 pesce rosso
284 pesce tropicale
285 petroliera
286 pettirosso
287 pialla
288 piccione
289 piccone
290 pigiama
291 pinguino
292 pinne
293 pinze
294 piselli
295 piumino
296 polo
297 pomodoro
298 portacontainers
299 portapane
300 posacenere
301 prendisole
302 prezzemolo
303 pullman
304 pullover
305 radio
306 ragno
307 ramaiolo
308 rana
309 rasoio
310 rasoio elettrico
311 raspa
312 rastrello
313 ratto
314 razza
315 reggiseno
316 riccio
317 rimorchio
318 rinoceronte
319 roncola
320 rossetto
321 sale e pepe
322 sandali
323 sandali da bimbo
324 sandali da donna
325 sandalini
326 sbattitore
327 scaldamuscoli
328 scamiciato
329 scarabeo
330 scarpe da corsa

331 scarpe da uomo
332 scarpe decollete
333 scarpe sanitarie
334 scarponi
335 schiaccianoci
336 schiumarola
337 sciarpa
338 scimmia
339 scorpione
340 sedano
341 sega
342 serpente
343 sidecar
344 slip
345 slittino
346 sommergibile
347 sottoveste
348 spazzola
349 spazzolino
350 spremiagrumi
351 squalo
352 stella alpina
353 stella di natale
354 stivaletti
355 stivali
356 struzzo
357 susina
358 tagliasiepi
359 tagliere
360 tartaruga
361 tazza
362 teglia
363 telefono
364 tenaglie
365 termometro
366 thermos
367 top
368 tordo
369 tostapane
370 traghetto
371 tram
372 trapano
373 trasporto eccezionale
374 trattore
375 treno
376 treno merci
377 triciclo
378 tritatutto
379 trota
380 turbonave
381 tuta
382 tuta da meccanico
383 tuta da sci
384 tutina
385 tutina da bimbo
386 uva
387 valigia
388 valigia con ruote
389 vanga
390 veliero
391 vestito
392 videocamera
393 videoregistratore
394 viola del pensiero
395 vite
396 volpe
397 zappa
398 zebra
399 zoccoli
400 zucchine

Il materiale della cartella è di tipo fotografico, modificato e adattato per favorire una rappresentazione prototipica dello stimolo.

Le immagini sono su sfondo uniforme, neutro, per non fornire alcuna informazione aggiuntiva oltre quella formale del concetto: il contesto ambientale dell'immagine, infatti, potrebbe veicolare informazioni semantiche utili a favorire la soluzione del compito. Le immagini rappresentano i target in posizione centrale, con dimensioni non paragonabili alle effettive relazioni di grandezza reali, per evitare di fornire anche la dimensione percettiva di grandezza. La scelta di non procurare facilitazioni rende indispensabile, per lo svolgimento dei compiti richiesti, attingere solo alle personali conoscenze concettuali relative allo stimolo in visione.

La cartella **text** contiene tutti i file .txt da cui attinge TRICS per le consegne dell'esercizio e per la presentazione degli stimoli. I file sono raggruppati in base alle categorie di esercizio (Animali – Vegetali – Utensili – Abbigliamento – Mezzi di trasporto). In ciascuna cartella troviamo l'elenco completo degli stimoli appartenenti alla categoria. I termini utilizzati per identificare gli stimoli sono stati scelti sulla base dell'uso lessicale verificato nel periodo di sperimentazione dell'esercizio.

Nella stessa cartella si trovano i file .txt con le tabelle di testo che permettono di svolgere i compiti di *sorting*. Per ogni categoria sono stati creati, quindi, dei raggruppamenti che rispondono ad un particolare criterio di selezione (ad esempio, per la cartella **vegetali** avremo i file: frutta.txt, che crescono su un albero.txt, fiori.txt, ecc.). Tutti i nomi degli stimoli sono collegati con la relativa immagine. Nella Tabella 2.2, come esemplificazione, viene presentato il contenuto dei file di testo per il compito di *sorting* della categoria vegetali.

Tabella 2.2. File di testo della cartella vegetali

Crescono su un albero				
albicocca	ananas	arancia	banana	castagna
ciliege	fico	kiwi	limone	mandarino
noce	noce di cocco	oliva	pera	pesca
susina	corbezzola			**Tot=17**

Si mangiano prevalentemente cotti				
aglio	arachidi	asparago	basilico	bietola
broccoli	carciofo	carota	castagna	cavolfiore
cavolo	cipolla	fagiolini	finocchio	fiore di zucca
fungo	granturco	melanzana	patate	peperone
piselli	pomodoro	prezzemolo	sedano	zucchine
				Tot=25

Si mangiano prevalentemente crudi				
uva	albicocca	ananas	arancia	banana
carciofo	carota	ciliege	cocomero	corbezzola
fico	finocchio	fragola	kiwi	lattuga
limone	mandarino	melone	mora	noce
noce di cocco	oliva	peperoncino	peperone	pera
pesca	pomodoro	sedano	susina	**Tot=29**

Di sapore dolce				
albicocca	ananas	arancia	banana	carota
castagna	ciliege	cocomero	corbezzola	fico
finocchio	fragola	kiwi	mandarino	melone
mora	noce	noce di cocco	pera	pesca
susina	uva			**Tot=22**

La frutta				
albicocca	ananas	arachidi	banana	castagna
ciliege	cocomero	corbezzola	fico	fragola
kiwi	limone	mandarino	melone	mora
noce	noce di cocco	pera	pesca	susina
uva	arancia			**Tot=22**

I fiori				
fiordaliso	fiore di zucca	iris	girasole	margherita
orchidea	viola del pensiero	stella alpina	stella di natale	**Tot=9**

Si mangiano				
aglio	albicocca	ananas	arachidi	arancia
asparago	banana	basilico	bietola	broccoli
carciofo	carota	castagna	cavolfiore	cavolo
ciliege	cipolla	cocomero	corbezzola	fagiolini
fico	finocchio	fiore di zucca	fragola	fungo
granoturco	kiwi	lattuga	limone	mandarino
melanzana	melone	mora	noce	noce di cocco
oliva	patate	peperoncino	peperone	pera
pesca	piselli	pomodoro	prezzemolo	sedano
susina	uva	zucchine		**Tot=48**

Hanno nocciolo o semi				
albicocca	arachidi	arancia	ciliege	cipolla
cocomero	corbezzola	fico	fragola	girasole
granoturco	kiwi	limone	mandarino	melanzana
melone	mora	oliva	peperoncino	peperone
pera	pesca	pomodoro	susina	uva
zucchine				**Tot=26**

Gli ortaggi				
aglio	asparago	basilico	bietola	broccoli
carciofo	carota	cavolo	cavolfiore	cipolla
fagiolini	finocchio	fiore di zucca	lattuga	melanzana
patate	peperone	peperoncino	piselli	pomodoro
prezzemolo	sedano	zucchine		**Tot=23**

Si sbucciano				
banana	aglio	ananas	arachidi	arancia
kiwi	castagna	cipolla	cocomero	fico
noce di cocco	mandarino	melanzana	melone	noce
patate	pera	pesca	limone	piselli
				Tot=20

Stanno sottoterra				
arachidi	carota	cipolla	finocchio	patate
aglio				**Tot=6**

Quindi, per l'esercizio Seleziona, per la consegna "Cerca la frutta", il programma, con un sistema di randomizzazione, seleziona un numero preordinato (otto) di stimoli dall'elenco generale dei vegetali, quelli che tra questi si trovano nella tabella frutta.txt rappresentano il target corretto.

Inoltre nella cartella **text** si trova il file di testo con le consegne per l'esercizio Vero/Falso: per ogni categoria sono state individuate delle caratteristiche prototipiche; sulla base di queste sono state sviluppate delle tabelle con un certo numero di enunciati, diverso per ogni categoria.

Il sistema provvede a presentare tutti gli enunciati della categoria prescelta pescando dalla tabella in ordine casuale. Quindi, per questo esercizio, il programma preleva uno stimolo dalla lista totale della categoria e presenta in maniera random tutte le consegne presenti nella tabella di testo (Tabella 2.3).

Tabella 2.3. Consegne esercizio Vero/Falso

	Abbigliamento	
1	Questo capo è tipicamente invernale	
2	Questo capo di solito ha le maniche	
3	Questo capo è tipicamente maschile	
4	Questo capo di solito ha le tasche	
5	Questo capo è tipicamente estivo	
6	Questo capo di solito ha il colletto	
7	Questo capo è tipicamente femminile	
8	Questo capo di solito ha un sistema di chiusura	
9	Questo capo si indossa dalla vita in su	
10	Questo capo si indossa dalla vita in giù	
11	Questo capo è un capo di biancheria intima	
12	Questo capo è un copricapo	
13	Questo capo sono calzature	**Domande totali=13**

	Animali	
1	Questo animale ha le ali	
2	Questo animale ghermisce	
3	Questo animale cammina	
4	Questo animale vive in fattoria	
5	Questo animale ha gli zoccoli	
6	Questo animale ha gli artigli	
7	Questo animale vola	
8	Questo animale ha i denti	
9	Questo animale nuota	
10	Questo animale ha il pelo o la pelliccia	
11	Questo animale ha il becco	
12	Questo animale fa le uova	
13	Questo animale ha le piume	
14	Questo animale è un mammifero	
15	Questo animale è un rettile	
16	Questo animale è un insetto	
17	Questo animale è un pesce	
18	Questo animale è un uccello	**Domande totali=18**

Trasporti		
1	Questo veicolo va su strada	
2	Questo veicolo ha le ruote	
3	Questo veicolo trasporta passeggeri	
4	Questo veicolo ha il motore	
5	Questo veicolo vola	
6	Questo veicolo ha il volante	
7	Questo veicolo trasporta merci	
8	Questo veicolo è un velivolo	
9	Questo veicolo è un'imbarcazione	
10	Questo veicolo ha lo scafo	**Domande totali=10**

Utensili		
1	Questo utensile taglia	
2	Questo utensile ha la lama	
3	Questo utensile si riempie	
4	Questo utensile ha il manico	
5	Questo utensile si impugna	
6	Questo utensile è usato per la cottura	
7	Questo utensile ha i denti	
8	Questo utensile è usato per l'igiene personale	
9	Questo utensile è fragile	
10	Questo utensile infilza	
11	Questo utensile è usato dal falegname quando lavora	
12	Questo utensile è usato dal cuoco quando lavora	
13	Questo utensile è usato dal contadino quando lavora	
14	Questo utensile è usato dal meccanico quando lavora	**Domande totali=14**

Vegetali		
1	Questo vegetale si mangia	
2	Questo vegetale cresce su un albero	
3	Questo vegetale è di sapore dolce	
4	Questo vegetale sta sottoterra	
5	Questo vegetale si sbuccia per essere mangiato	
6	Questo vegetale ha il nocciolo o semi evidenti all'interno	
7	Questo vegetale si mangia prevalentemente crudo	
8	Questo vegetale si mangia prevalentemente cotto	
9	Questo vegetale è un frutto	
10	Questo vegetale è un ortaggio	
11	Questo vegetale è un fiore	**Domande totali=11**

Per l'esercizio Ordina, dato che in questo esercizio viene richiesto un ordinamento, per ogni cartella di categoria sono stati creati tre file che corrispondono ai limiti estremi dell'ordinamento e a quello intermedio; quindi, ad esempio, per la cartella dei vegetali troviamo i file: ordinaveg1.txt, ordinaveg2.txt, ordinaveg3.txt.

In questi file sono stati inseriti i nomi degli stimoli che, per la rispettiva categoria, possiedono la caratteristica richiesta dal compito (Tabella 2.4).

Tabella 2.4. Elenco file ordina e relativi stimoli

Abbigliamento	
1. Più caldi	Cappotto, pelliccia, doposci, scarponi, passamontagna, giacca a vento
2. Medi	Impermeabile, giubbotto, scarpe da uomo, camicia, jeans, giacca
3. Più freschi	Sandali, costume intero, paglietta, maglietta, bermuda, prendisole
Animali	
1. Più grandi	Balena, cammello, ippopotamo, elefante, giraffa, orso, mucca, rinoceronte
2. Medi	Capra, struzzo, ghepardo, lupo, foca, agnello, montone, volpe
3. Più piccoli	Bruco, coccinella, formica, merlo, civetta, riccio, piccione
Trasporti	
1. Più veloci	Missile, aereo, auto da corsa, moto, treno, motoscafo
2. Medi	Barca a vela, calesse, carro armato, pullman, motocarro, locomotiva
3. Più lenti	Gondola, mongolfiera, funivia, trattore, triciclo, canoa
Utensili	
1. Più capienti	Insalatiera, pentola, valigia, annaffiatoio, colapasta, fiasco
2. Medi	Bottiglia, anfora, caraffa, marsupio, borsa, padella
3. Meno capienti	Cucchiaino, bicchiere, posacenere, sale e pepe, formaggiera
Vegetali	
1. Più grandi	Cocomero, melone, noce di cocco, cavolfiore, ananas, melanzana, peperone, finocchio
2. Medi	Pera, pesca, arancia, carciofo, limone, kiwi, zucchine, cipolla
3. Più piccoli	Ciliegie, mora, aglio, oliva, fragola, arachidi, castagna, fico

Nella cartella **audio** si trovano tutti i file .wav a cui corrispondono i nomi degli stimoli, le consegne e i suggerimenti necessari per lo svolgimento dell'esercizio.

La cartella **swf** contiene alcuni file di lavoro del sistema e, infine, il file TRICS.exe permette di eseguire il programma in ambiente Windows mentre il file TRICS permette di eseguire il programma in ambiente Macintosh.

Modifiche del programma

Riteniamo utile segnalare che, pur avendo fatto riferimento alle conoscenze enciclopediche comuni, i raggruppamenti di caratteristiche per ogni categoria non sono scevri da imperfezioni e, pertanto, è possibile incorrere in risposte falsamente errate. Specifiche conoscenze enciclopediche personali o esperienze individuali possono indurre a fornire una risposta che non corrisponde a quanto previsto dal sistema.

La variabilità interpersonale e interculturale per alcuni concetti può determinare dei problemi di ambiguità nella risposta. Ad esempio, per la categoria vegetali, la tabella crudi.txt è sicuramente influenzata da fattori culturali; la conseguente risposta che può essere fornita alla consegna "quelli che si mangiano prevalentemente crudi" è, quindi, riferita alle proprie specifiche abitudini alimentari.

Per ovviare a qualsiasi imprecisione o problema legato ad ambiguità di giudizio, il programma permette all'utente di effettuare una serie di modifiche agendo sui file del programma TRICS.

Per aggiungere degli stimoli in tutte le categorie è necessario avere la relativa immagine in formato JPEG, con dimensione 285 x 285 pixel e con uguale sfondo di colore per non determinare anomalie grafiche rispetto alle altre immagini. Il file di questa immagine, con estensione .jpg (es. pecora.jpg) andrà copiato nella cartella **immagini.** Successivamente bisogna entrare nella cartella **text**, aprire la sottocartella della categoria dove sarà contenuto lo stimolo da aggiungere (in questo caso animali), aprire il file di testo in cui sono contenuti tutti gli stimoli di quella categoria (es. animali.txt) e aggiungere il nuovo nome in fondo alla lista degli stimoli presenti (es. pecora, senza estensione), rispettando le regole di programmazione presenti.

Esempio: ...&nome80=volpe&tot=81

diventerà

...&nome80=volpe&nome81=pecora&tot=82

Per ogni stimolo è indispensabile mantenere sempre un numero progressivo dopo la stringa "&nome", così come bisogna aggiornare il totale finale "&tot=", facendo attenzione al fatto che il totale sia sempre maggiore di una unità rispetto all'ultimo oggetto della lista, dal momento che la lista inizia da "nome0".

Non bisogna inserire spaziature, a meno che non siano necessarie all'interno del nome dello stimolo (es: macchina da corsa). Rispettando sempre le regole di programmazione, il nome dello stimolo dovrà quindi essere aggiunto in tutti i file che raggruppano gli stimoli con tratti uguali (ad es.: "pecora" verrà inserita nella lista dei mammiferi, pelopelliccia, fattoria, ecc.).

L'aggiornamento sarà visibile al successivo avvio del programma.

Per eliminare uno stimolo si procede eliminando il nome da tutti i file che lo contengono, partendo dalla lista generale, e aggiornando il totale (in questo caso bisogna sottrarre di una unità). Tutti i nomi della lista devono mantenere sempre una numerazione progressiva, senza buchi, in quanto in tal caso il programma potrebbe provocare errori.

Si suggerisce, a tale scopo, di sostituire il nome da eliminare con l'ultimo nome della lista e cancellare quindi solo l'ultimo nome, per non dovere rinumerare tutti i successivi.

Come modificare le caratteristiche di *sorting* per tutti gli oggetti di tutte le categorie: quando ad uno stimolo è assegnata una caratteristica errata, o meglio se è stato inserito in una categoria non adatta o non compatibile con le conoscenze o le consuetudini del luogo, potrebbe essere necessario modificare le tabelle delle proprietà; ad esempio, "carciofo" risulta che si mangi prevalentemente crudo ma in alcune zone viene mangiato prevalentemente cotto; in questo caso è possibile modificare la tabella di appartenenza.

Si accede direttamente alla lista di *sorting* (es. cotti.txt e crudi.txt) senza modificare quella generale. Si deve cancellare il nome dello stimolo nella lista in cui non deve più comparire (es. crudi.txt) e si aggiunge nella lista in cui si vuole inserire (es. cotti.txt), sempre rispettando le regole di programmazione e numerazione, come descritto precedentemente.

Nel successivo avvio di programma se la modifica è avvenuta correttamente il programma utilizzerà le nuove impostazioni; nel nostro esempio per "carciofo" verrà considerato errore/falso se viene selezionato tra i vegetali che si mangiano crudi ed esatto/vero se considerato come vegetale che si mangia cotto.

Come aggiungere o eliminare gli stimoli visualizzati nell'esercizio Ordina: in questo esercizio gli stimoli visibili nelle tre caselle sono gestiti dalle stesse liste generali (es. animali.txt, abbigliamento.txt, ecc.) ma la posizione nell'ordinamento è gestita da altri tre file numerati da 1 a 3 a cui si accede dalle sottocartelle di categoria presenti nella cartella **text:** per animali abbiamo, quindi, ordinaani1.txt, ordinaani2.txt, ordinaani3.txt e così per le altre categorie. Questi tre file rispettano tutti la stessa regola: il numero 1 contiene tutti gli stimoli *maggiori* (più grandi, più caldi, più capienti, più veloci) e che per eseguire correttamente il compito devono essere collocati nella prima casella; il numero 2 contiene gli stimoli *medi* dell'ordinamento, che devono essere collocati correttamente nella seconda casella; il numero 3 contiene gli stimoli *minori* (più piccoli, più freschi, meno capienti, più lenti) da collocare nell'ultima casella della schermata del compito.

Su questi file si può agire per aggiungere o eliminare stimoli, facendo sempre la massima attenzione nel rispettare le regole di programmazione citate in precedenza. Inoltre, aggiungendo degli items (ad es. orca) è necessario verificare che questi siano presenti nella lista generale della loro categoria (es. animali.txt) e che, ovviamente, nella cartella **immagini** di TRICS sia presente la figura dello stimolo (es. orca.jpg).

Come cambiare i nomi degli stimoli in tutte le categorie: variabili linguistiche regionali o culturali possono determinare che qualche stimolo abbia una denominazione diversa da quella stabilita nell'esercizio; in questo caso è possibile rinominare gli items in maniera più familiare.

Aprendo la cartella **immagini** di TRICS si deve cercare il file (.jpg) dell'immagine a cui si desidera cambiare nome, si rinomina il file (es. Ferrari diventa auto da corsa) mantenendo sempre l'estensione .jpg. Si accede, quindi, nella cartella **text** aprendo la cartella di categoria a cui appartiene lo stimolo da rinominare (es. trasporti), si apre il file di testo in cui è contenuto lo stimolo (es. trasporti.txt) e nella stringa del programma si cambia il nome (senza estensione, in questo caso); non bisogna cancellare nulla accanto alla parola e neppure inserire spazi, se non quelli che, eventualmente, fanno parte del nome stesso.

Esempio: ...&nome23=ferrari&nome24=...
diventerà
...&nome23=auto da corsa&nome24=...

Infine, bisogna controllare tutte le altre tabelle di testo in cui è possibile trovare lo stimolo in questione (es. ruote, con motore, ecc.) per effettuare la stessa correzione.

Se tutto è stato svolto correttamente, al successivo avvio il programma sarà automaticamente aggiornato: negli esercizi svolti in visualizzazione "parole" lo stimolo verrà presentato con il nome "auto da corsa".

Si ricorda che è fondamentale scrivere sempre i nomi degli stimoli in modo identico in tutte le liste rispettando gli eventuali spazi contenuti nel nome.

Per evitare qualsiasi cattivo funzionamento dovuto ad errori nell'esecuzione delle modifiche al programma si consiglia di mantenere sempre copia di backup dei file di testo originali per avere la possibilità di ripristinare la configurazione predefinita.

Capitolo 3
Somministrazione degli esercizi

Santi Centorrino, Maria Assunta Saieva, Sergio Santucci

Dopo aver cliccato sull'icona di lancio del programma presente sul desktop, appare la scheda di registrazione del soggetto (Fig. 3.1).

In questa scheda iniziale sono registrati i dati che possono essere salvati e recuperati per le sessioni successive, digitando il cognome e premendo il tasto "**Carica Dati**".

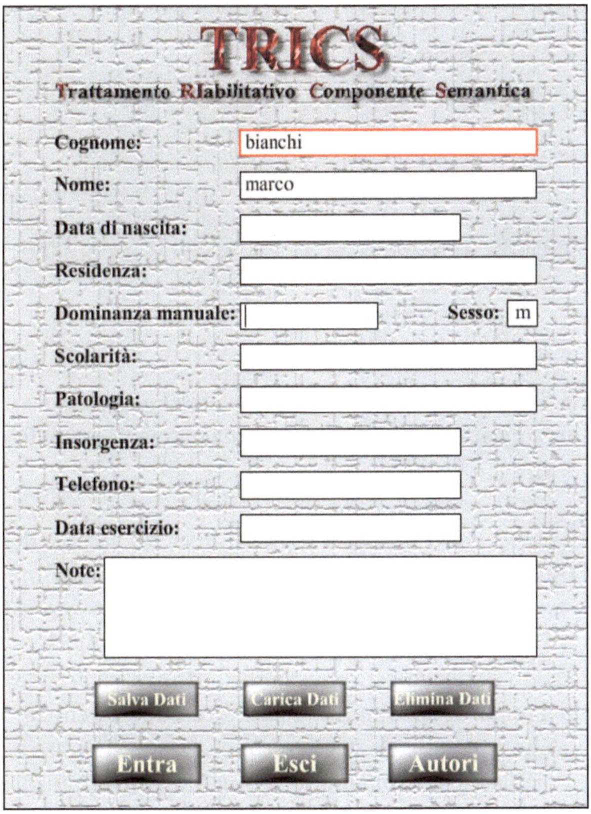

Fig. 3.1. Schermata iniziale di registrazione

I risultati vengono aggiornati a ogni sessione, quindi, volendo conservare una traccia delle prestazioni ottenute dal soggetto, è sufficiente stampare la schermata dei risultati conclusivi, che appare alla fine della sessione cliccando su "**Risultati**"(Fig. 3.2).

Sulla scheda di registrazione è presente un campo "Note" che permette di inserire brevi annotazioni per un massimo di 90 battute.

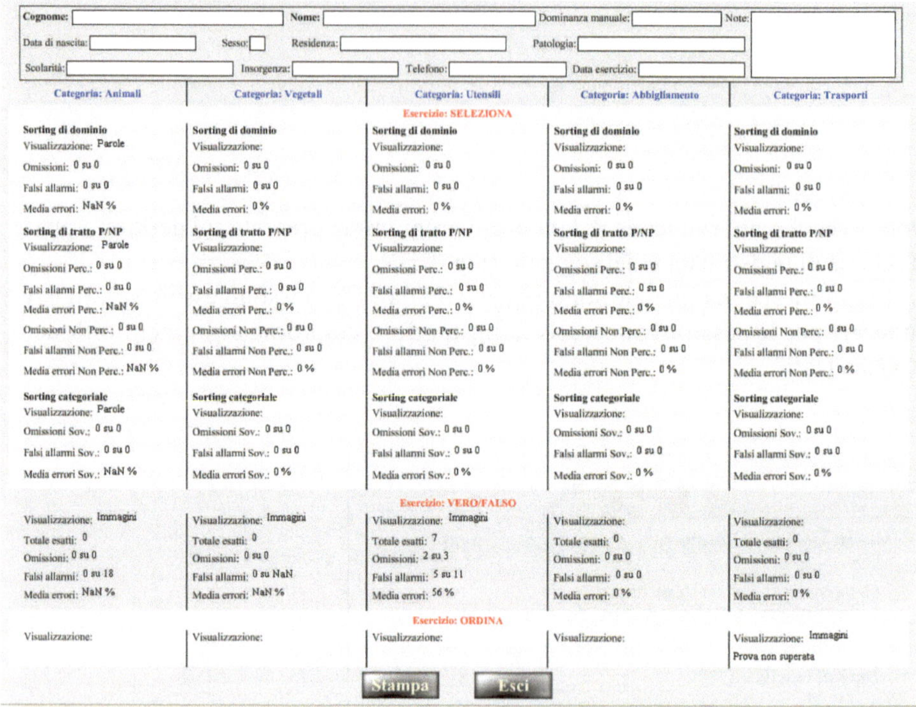

Fig. 3.2. Risultati

La data della seduta di training deve essere aggiornata ogni volta che si avvia l'esercizio. Dopo aver caricato i dati del soggetto, il cursore si posiziona automaticamente nel campo "Data esercizio" (Fig. 3.3).

Il tasto "**Elimina dati**" cancella tutti i dati di tutti i soggetti inseriti; va quindi usato solo se si vuole eliminare l'intero database anagrafico, come ricorda il pop-up in Figura 3.4.

Una volta compilata la scheda con i dati richiesti, cliccando su "**Entra**" si accede all'esercizio. Si configura una schermata di benvenuto (Fig. 3.5) e dopo pochi secondi appare la schermata iniziale che permette di scegliere l'esercizio desiderato e di selezionare la categoria semantica sulla quale si intende lavorare: Animali – Utensili – Vegetali – Abbigliamento – Trasporti (Fig. 3.6).

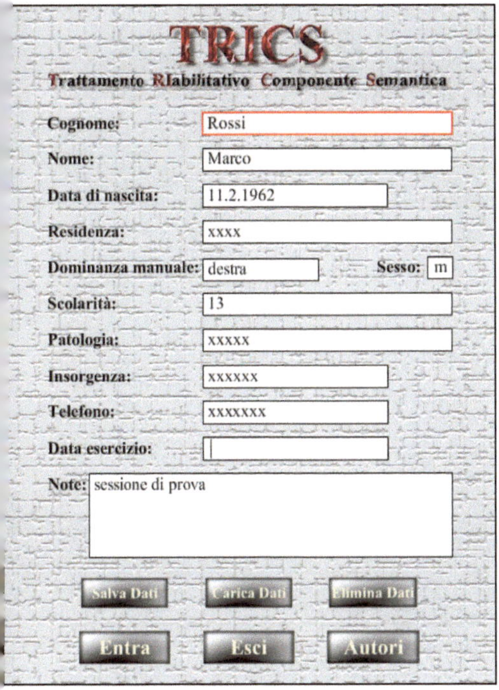
TRICS
Trattamento RIabilitativo Componente Semantica
Cognome: Rossi
Nome: Marco
Data di nascita: 11.2.1962
Residenza: xxxx
Dominanza manuale: destra
Sesso: m
Scolarità: 13
Patologia: xxxxx
Insorgenza: xxxxxx
Telefono: xxxxxxx
Data esercizio:
Note: sessione di prova
Salva Dati
Carica Dati
Elimina Dati
Entra
Esci
Autori

Fig. 3.3. Inserire la data dell'esercizio

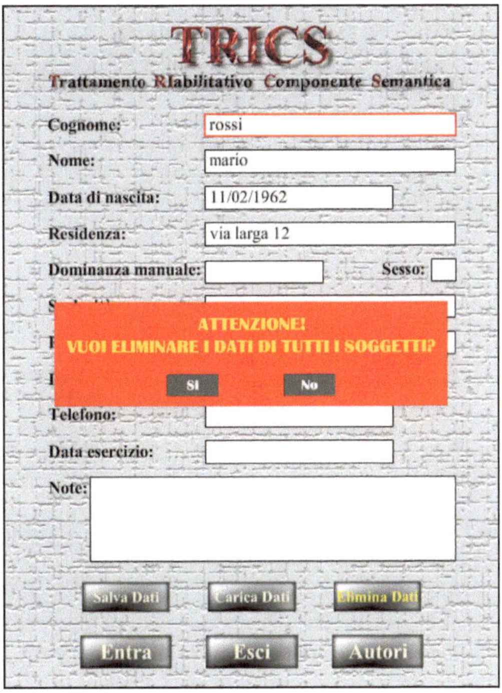

TRICS
Trattamento RIabilitativo Componente Semantica
Cognome: rossi
Nome: mario
Data di nascita: 11/02/1962
Residenza: via larga 12
Dominanza manuale:
Sesso:
ATTENZIONE!
VUOI ELIMINARE I DATI DI TUTTI I SOGGETTI?
SI
No
Telefono:
Data esercizio:
Note:
Salva Dati
Carica Dati
Elimina Dati
Entra
Esci
Autori

Fig. 3.4. Eliminare i dati

Seleziona
Vero/Falso
Ordina
Risultati
Ripristina Finestra
Uscita
Benvenuto in TRICS.
Seleziona
Vero/Falso
Ordina

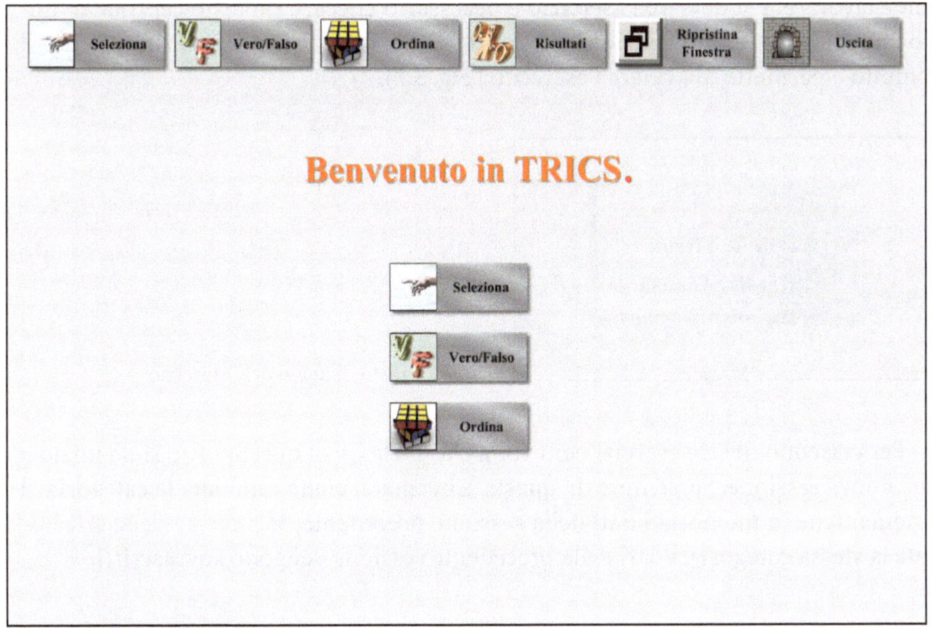

Fig. 3.5. Schermata di benvenuto

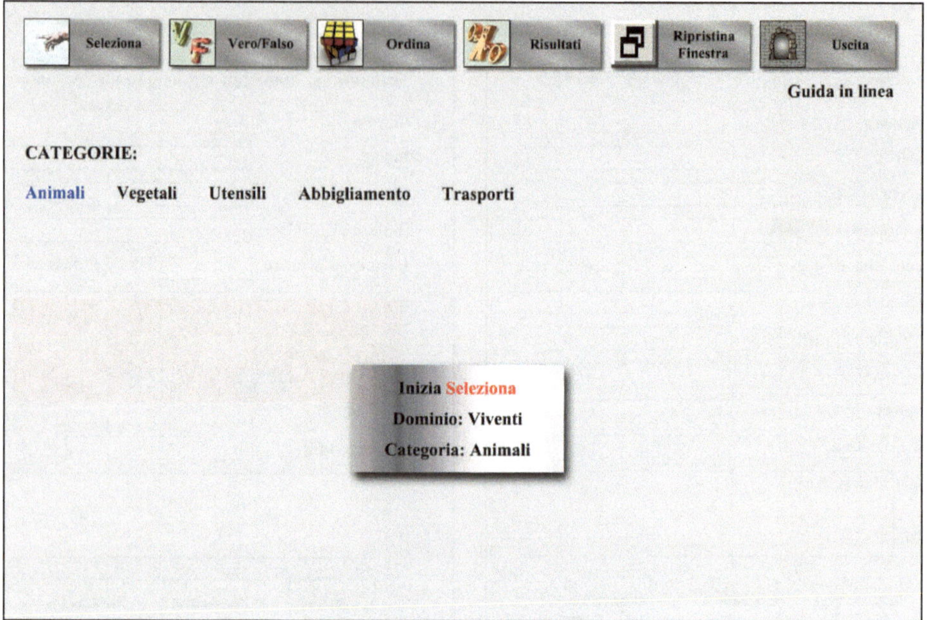

Fig. 3.6. Selezionare una delle cinque categorie semantiche

Le prime tre icone in alto a sinistra permettono di scegliere il compito che si intende effettuare (esercizio Seleziona – esercizio Vero/Falso – esercizio Ordina). Una volta selezionato il compito bisogna individuare e cliccare la categoria su cui si intende lavorare. Per avviare l'esercizio è necessario cliccare sul tasto centrale di inizio che fornisce le informazioni sul dominio e la categoria a cui fa riferimento il compito e permette di avviare l'esercizio (Fig. 3.7).

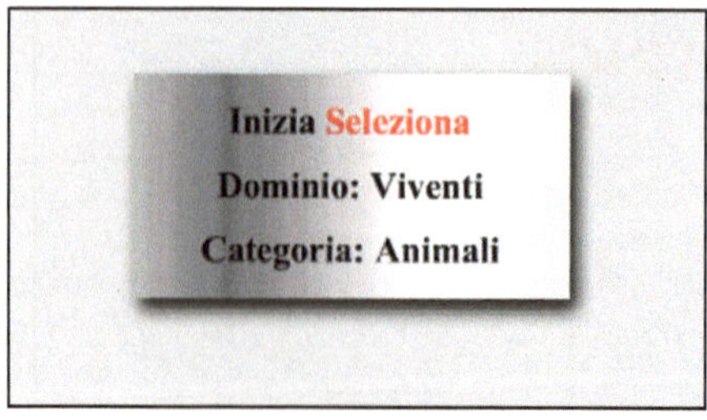

Fig. 3.7. Tasto di avvio dell'esercizio

Per ciascuno dei tre esercizi ogni volta che si clicca su questo tasto si dà inizio a una nuova sessione. Se, sempre da questa schermata, viene cambiata la categoria, il sistema tiene in memoria i dati della sessione precedente; se, invece, viene selezionata la stessa categoria, i dati della precedente sessione vengono sovrascritti.

Sulla stessa schermata appaiono altri bottoni che, rispettivamente, hanno le seguenti funzioni:

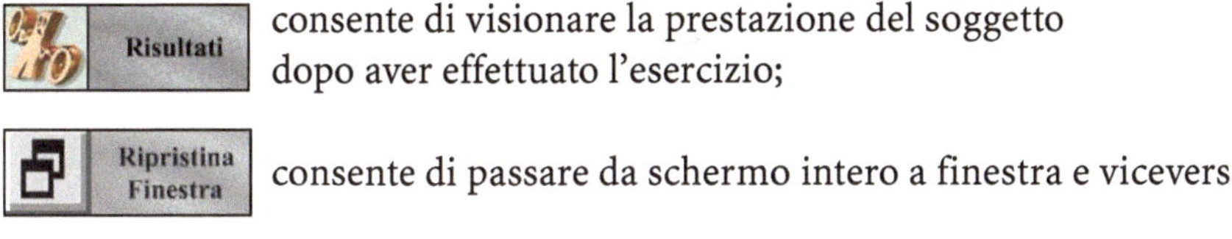

consente di visionare la prestazione del soggetto dopo aver effettuato l'esercizio;

consente di passare da schermo intero a finestra e viceversa;

consente di uscire dal programma.

Il tasto "**Torna alla scheda di registrazione**" posto in basso a sinistra permette di tornare alla scheda di registrazione per un eventuale aggiornamento del campo "Note".

Dalla stessa schermata, cliccando con il mouse su "**Guida in linea**", vengono fornite le istruzioni per avviare gli esercizi (Fig. 3.8).

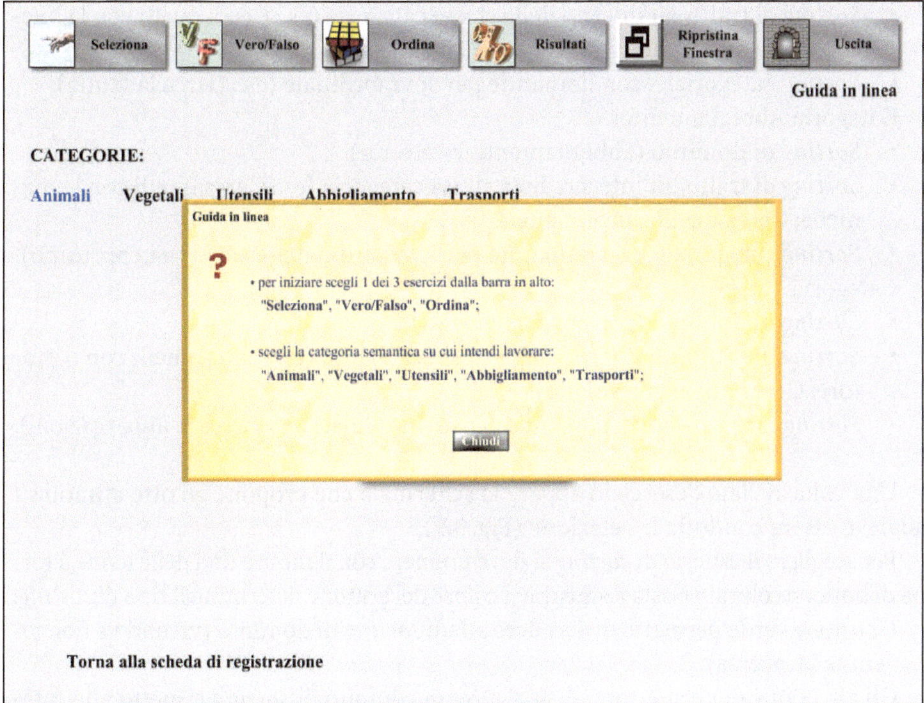

Fig. 3.8. Guida in linea con istruzioni per l'avvio dell'esercizio

Esercizio Seleziona

Questo esercizio si propone di allenare le capacità di categorizzazione semantica attraverso compiti di *sorting*. La consegna richiesta è l'inclusione o esclusione di un certo numero di stimoli da un set di otto (parole o figure), sulla base di un criterio semantico variabile di volta in volta.

I compiti proposti per ogni categoria sono:

- Categoria Animali:
  - *Sorting* di dominio (animali vs non viventi)
  - *Sorting* di tratto, all'interno della stessa categoria (es.: Cerca quelli con il becco; Cerca quelli che volano)
  - *Sorting* categoriale, con domande per sovraordinate (es.: Cerca i mammiferi)
- Categoria Utensili:
  - *Sorting* di dominio (utensili vs viventi)
  - *Sorting* di tratto, all'interno della stessa categoria (es.: Cerca quelli che hanno il manico; Cerca quelli che tagliano)
  - *Sorting* categoriale, con domande per sovraordinate (es.: Cerca quelli del cuoco)
- Categoria Vegetali:
  - *Sorting* di dominio (vegetali vs non viventi)
  - *Sorting* di tratto, all'interno della stessa categoria (es.: Cerca quelli con la buccia; Cerca quelli che crescono sugli alberi)
  - *Sorting* categoriale, con domande per sovraordinate (es.: Cerca la frutta)
- Categoria Abbigliamento:
  - *Sorting* di dominio (abbigliamento vs viventi)
  - *Sorting* di tratto, all'interno della stessa categoria (es.: Cerca quelli con le maniche; Cerca quelli tipicamente estivi)
  - *Sorting* categoriale, con domande per sovraordinate (es.: Cerca i copricapo)
- Categoria Trasporti:
  - *Sorting* di dominio (trasporti vs viventi)
  - *Sorting* di tratto, all'interno della stessa categoria (es.: Cerca quelli con il motore; Cerca quelli che volano)
  - *Sorting* categoriale, con domande per sovraordinate (es.: Cerca le imbarcazioni).

Una volta avviato l'esercizio appare la schermata che propone gli otto stimoli su cui deve essere condotta la selezione (Fig. 3.9).

Per scegliere il criterio di *sorting* si deve premere con il mouse una delle icone a forma di bottone colorato posta a sinistra; il colore del bottone determina il tipo di *sorting*:

- il bottone verde permette di accedere ad un *sorting* di dominio (viventi vs non viventi e viceversa).

Gli altri bottoni permettono di svolgere un compito di *sorting* rispetto alla categoria prescelta:

- quelli di colore giallo prevedono un *sorting* per tratto percettivo;
- quelli di colore fucsia prevedono un *sorting* non percettivo;
- quelli di colore azzurro propongono un *sorting* intracategoriale per sovraordinata.

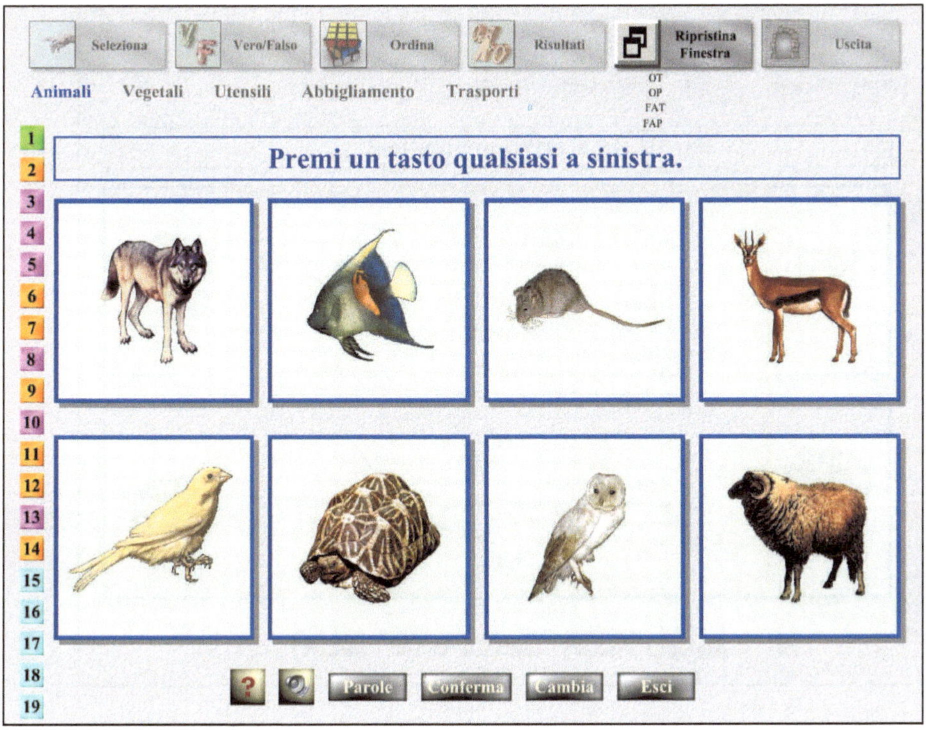

Fig. 3.9. Schermata di avvio dell'esercizio

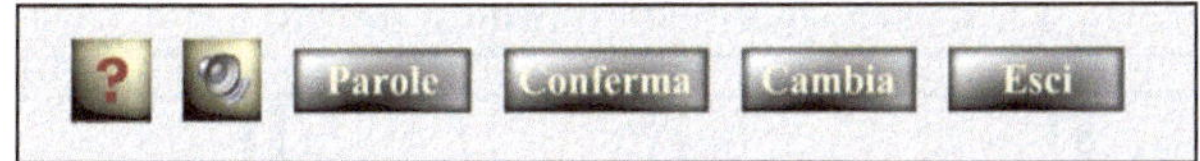

Fig. 3.10. Icone presenti nella schermata di avvio dell'esercizio

Nella parte inferiore dello schermo sono presenti sei icone a forma di bottone (Fig. 3.10) che, rispettivamente, permettono di:

- accedere alla guida in linea che fornisce indicazioni su come eseguire l'esercizio e sui criteri tassonomici usati (Fig. 3.11a);
- attivare o disattivare l'audio;
- scegliere, prima di iniziare l'esercizio, se presentare lo stimolo come figura o come parola (Fig. 3.11b);
- confermare la selezione;
- cambiare gli stimoli, proseguendo con lo stesso compito;
- uscire dall'esercizio.

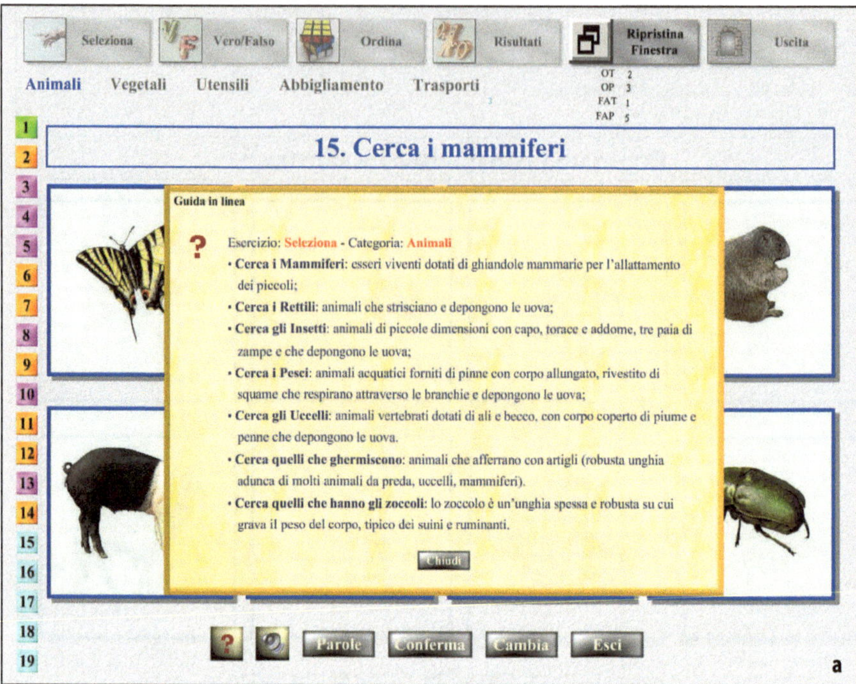

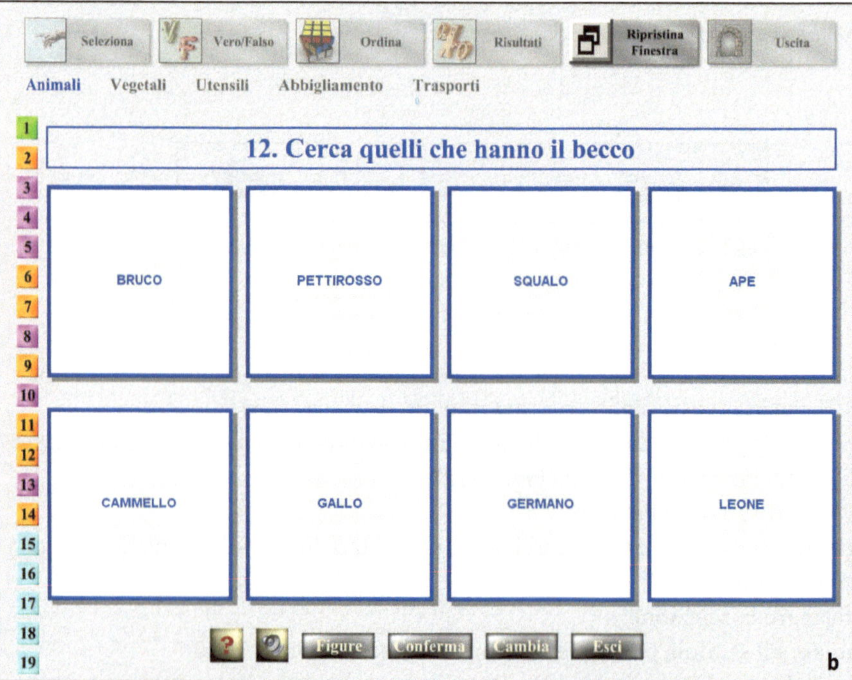

Fig. 3.11. a Guida in linea con informazioni sull'esercizio. **b** Stimoli presentati con parole

Nello svolgimento del *sorting* di dominio - tasto 1, verde - gli stimoli bersaglio, che si devono selezionare rispetto al compito, variano sempre da un minimo di 0 a un massimo di 3 per ogni schermata. In tal modo si rende sempre ben riconoscibile la categoria "dominante" (ad esempio, nella Fig. 3.12, la categoria oggetto del compito è rappresentata da 5 stimoli, mentre gli intrusi sono 3).

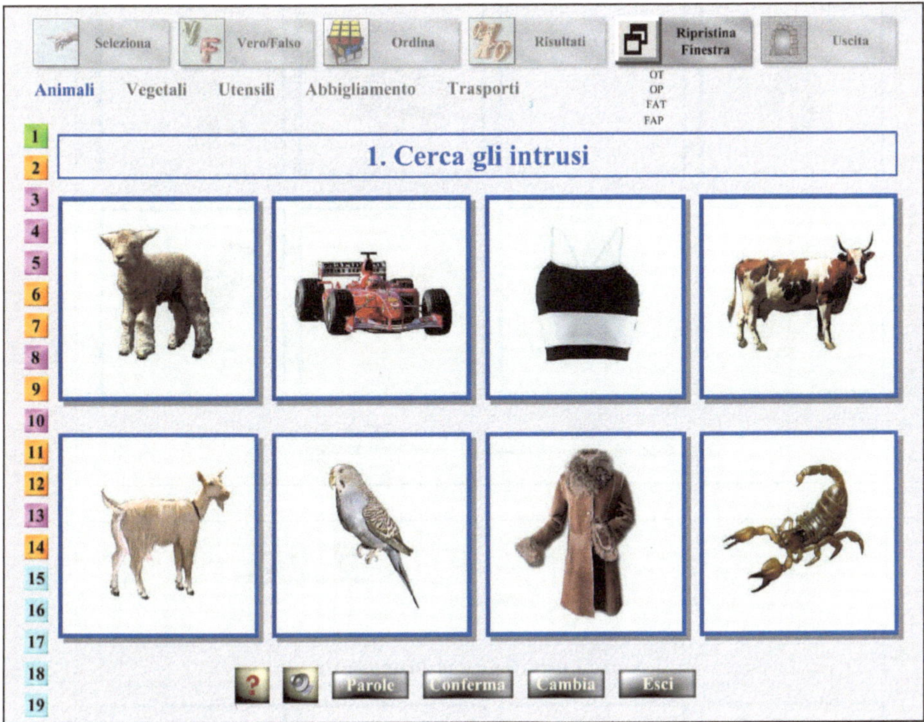

Fig. 3.12. Esercizio "Cerca gli intrusi"

Per i successivi tasti, gli stimoli da selezionare possono variare da 0 a un massimo di 8 per ogni schermata; ad esempio, nella Figura 3.13, per la richiesta "Cerca i rettili" non abbiamo nessun bersaglio, mentre per la richiesta "Cerca quelli che si mangiano" sono tutti da selezionare.

La randomizzazione degli stimoli, eseguita dal sistema, permette di eseguire il compito in maniera ripetuta e continua assicurando, contemporaneamente, scarse possibilità di apprendimento procedurale.

Sfruttando l'ampia disponibilità del materiale iconografico è possibile programmare training incentrati su una determinata categoria o su un singolo tratto in base alle specifiche necessità educative e riabilitative.

Le consegne e i suggerimenti vengono sempre forniti anche in forma audio.

La selezione si effettua cliccando con il mouse sulle icone; se la selezione effettuata è corretta lo stimolo viene bordato di verde, in caso di scelta errata lo stimolo appare bordato di rosso (Fig. 3.14).

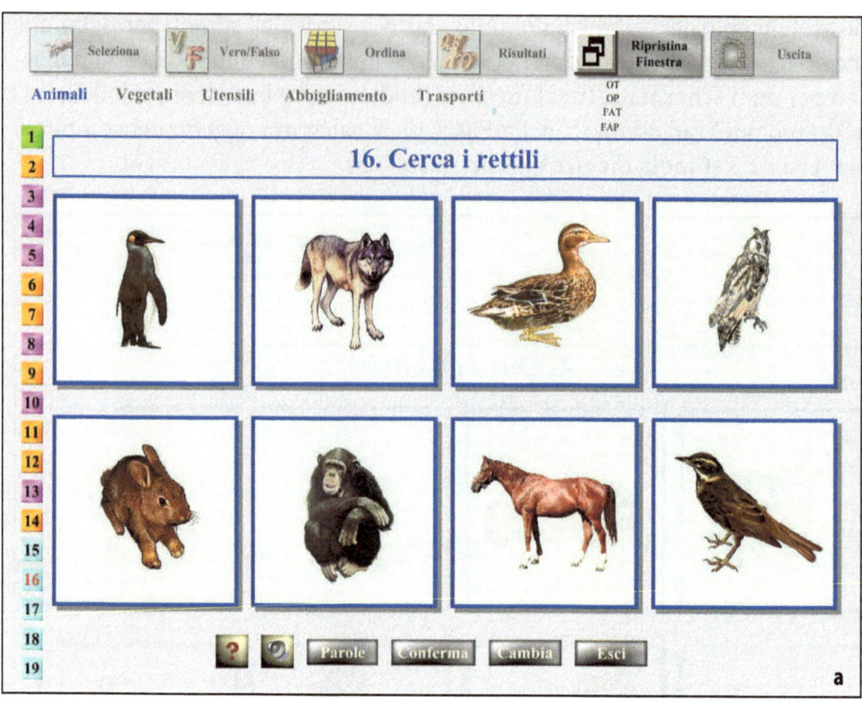

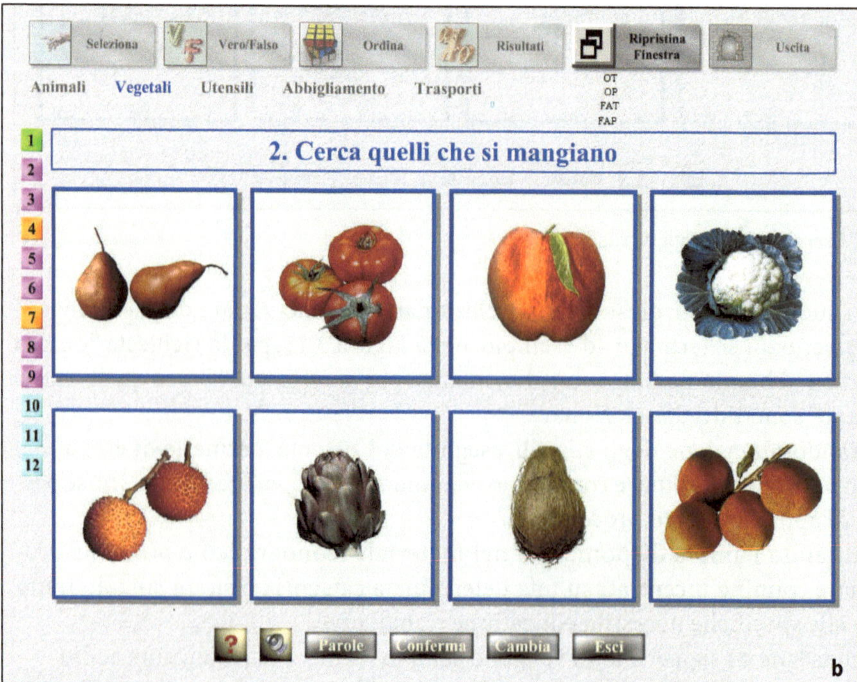

Fig. 3.13. a Esercizio "Cerca i rettili". **b** Esercizio "Cerca quelli che si mangiano"

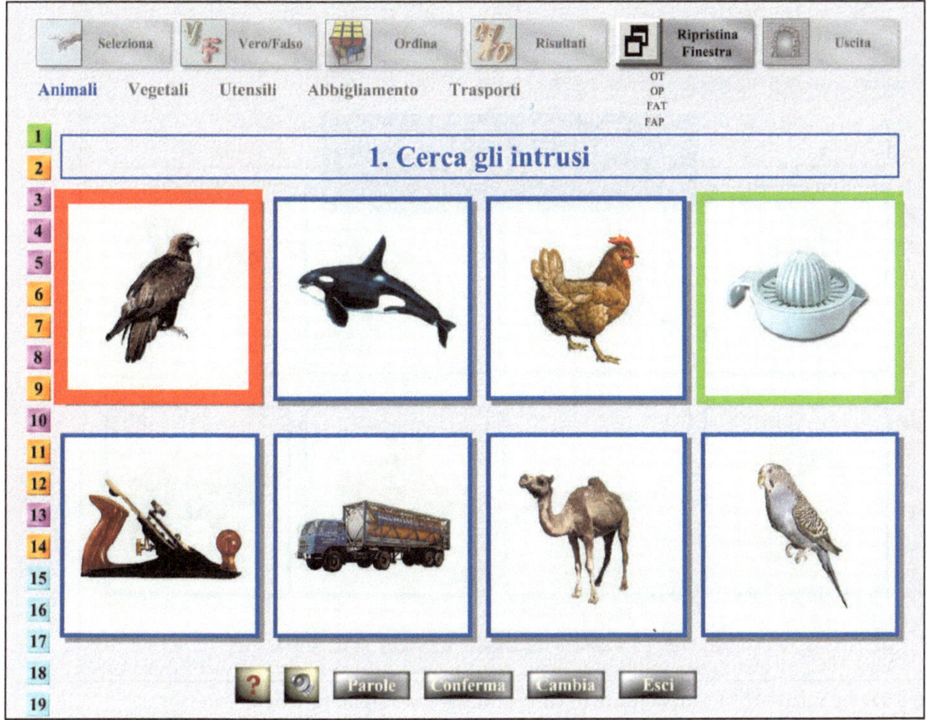

Fig. 3.14. Lo stimolo è bordato di rosso in caso di scelta errata

Quando si ritiene di aver selezionato tutti gli stimoli bersaglio è necessario cliccare con il mouse su "**Conferma**".

Nel caso in cui siano stati selezionati correttamente tutti gli stimoli previsti appare un pop-up di conferma: "ESATTO" (Fig. 3.15).

Nel caso di selezione incompleta il sistema fornisce un messaggio di esortazione: "CERCA ANCORA" (Fig. 3.16).

Se dopo tre tentativi non sono stati individuati tutti i bersagli appare una finestra di aiuto "GUARDA E ASCOLTA" (Fig. 3.17a); automaticamente viene proposta la selezione corretta e i bersagli omessi o selezionati impropriamente vengono bordati in giallo e il nome degli stimoli viene riprodotto in forma audio (Fig. 3.17b).

In questo caso la prova si considera non superata e gli errori commessi nel corso dei tentativi vengono calcolati nella somma totale dei risultati.

Nel caso in cui si riescano a selezionare tutti i target entro il terzo tentativo un pop-up informa sul tipo e la quantità degli errori (omissioni e/o falsi allarmi) commessi al primo tentativo, prima degli aiuti (Fig. 3.18).

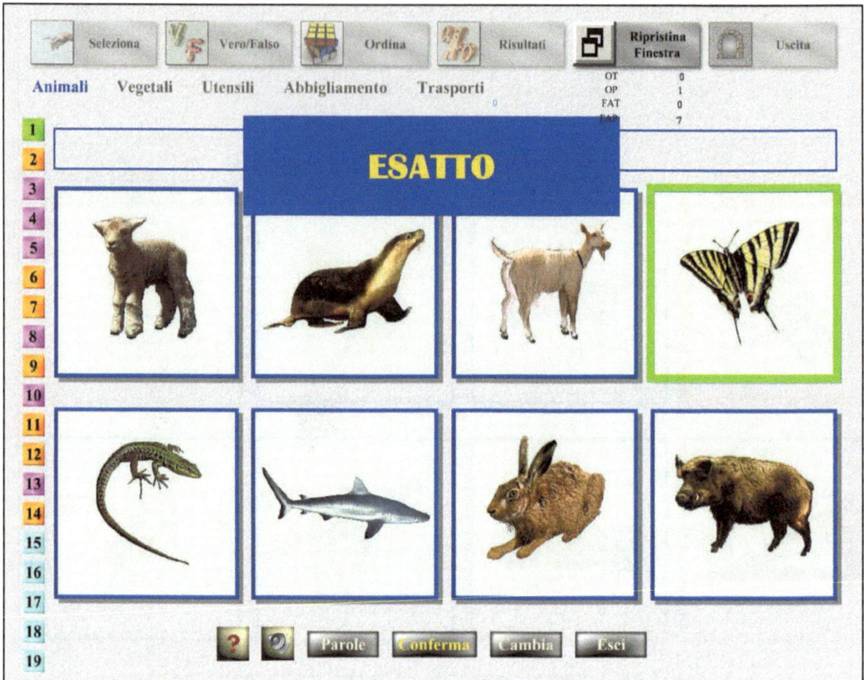

Fig. 3.15. La scritta "Esatto" compare in caso di corretto svolgimento dell'esercizio

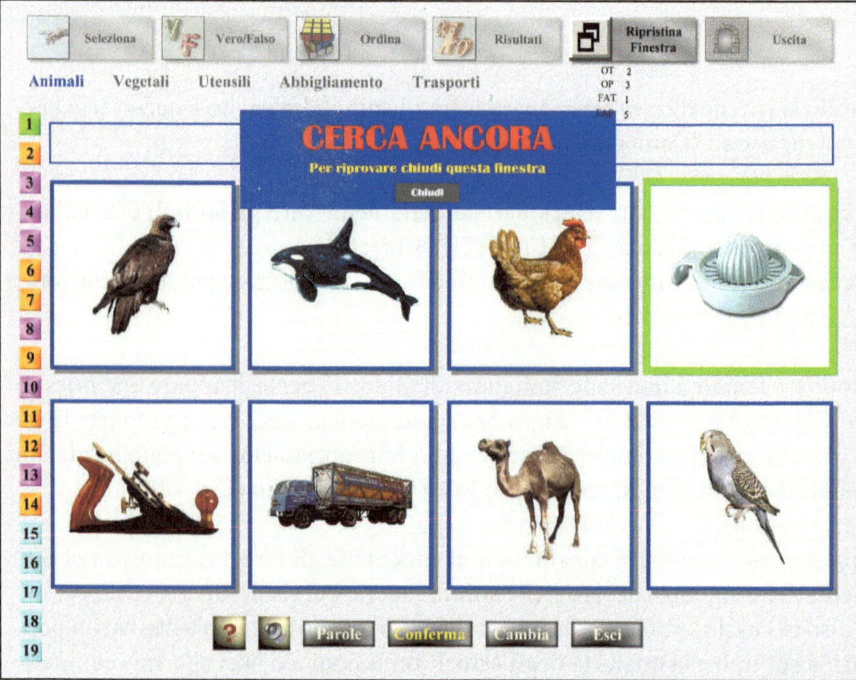

Fig. 3.16. La scritta "Cerca ancora" compare in caso di incompleto svolgimento dell'esercizio

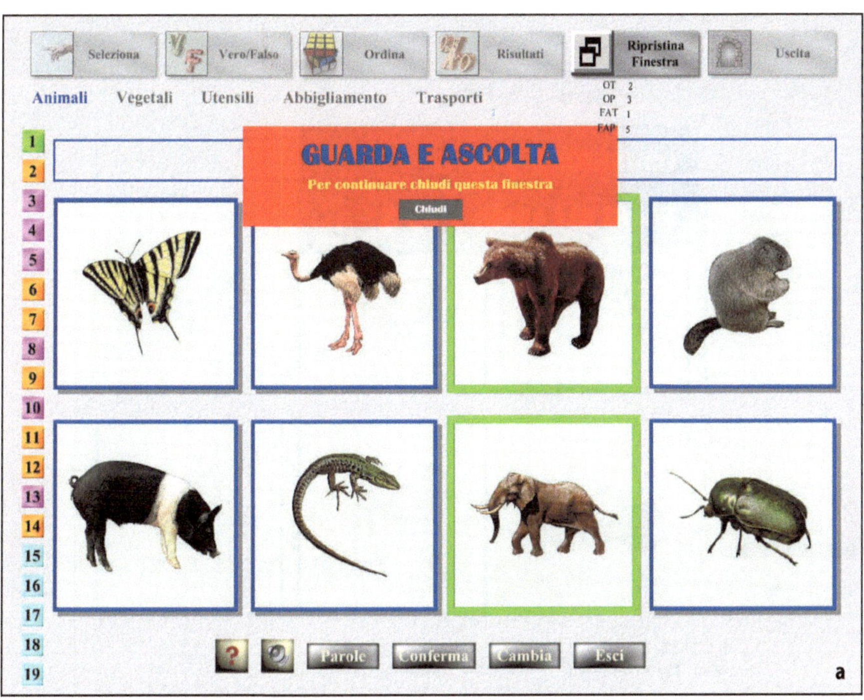

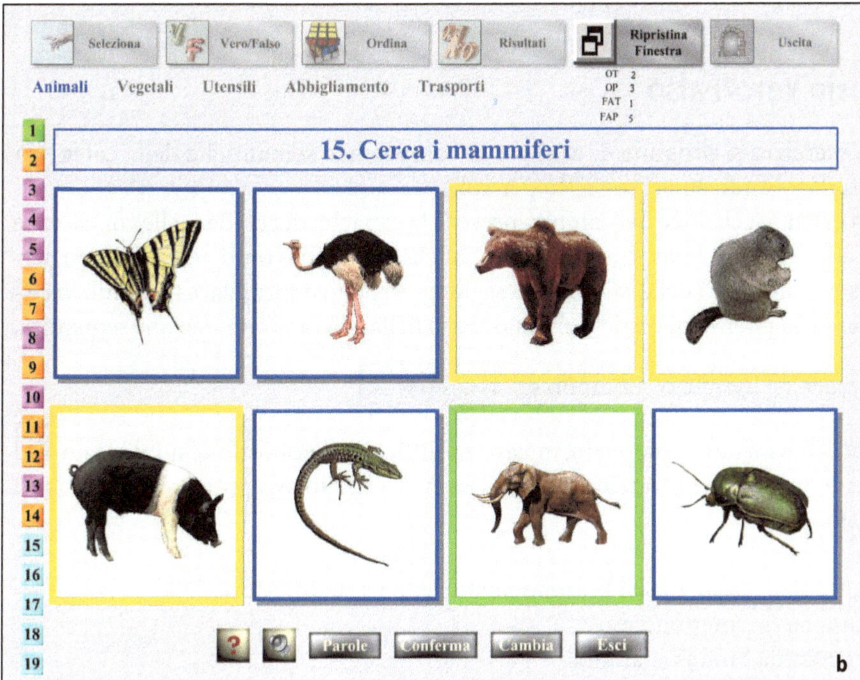

Fig. 3.17. a La scritta "Guarda e ascolta" compare in caso di tre errori consecutivi. **b** Le risposte omesse o selezionate impropriamente vengono bordate di giallo

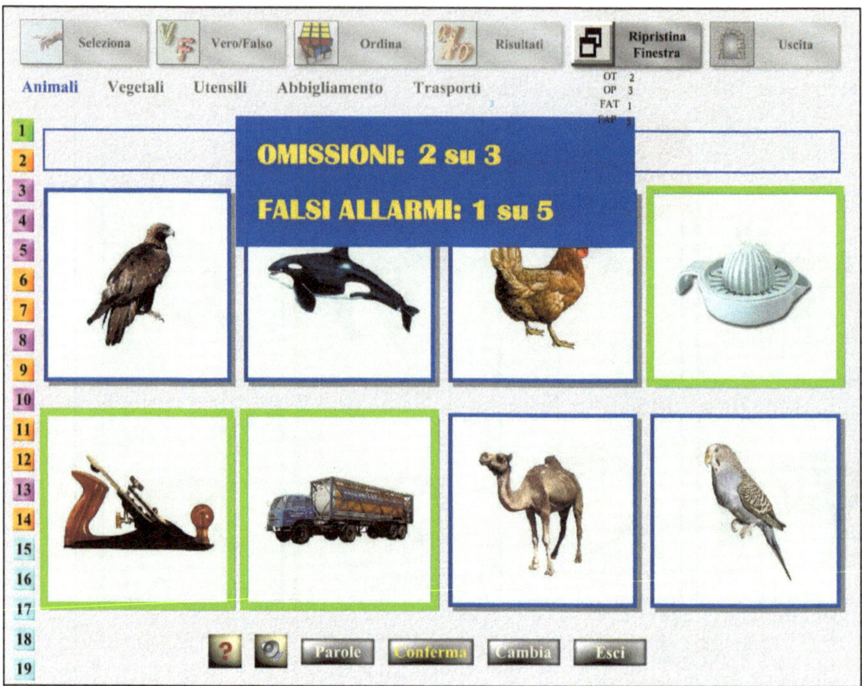

Fig. 3.18. Riepilogo degli errori commessi

Esercizio Vero/Falso

Questo esercizio si propone di allenare le competenze semantiche della categoria prescelta, lavorando su un concetto per volta.

La corretta esecuzione del compito prevede la capacità di accedere alle conoscenze relative alla categoria, individuare le caratteristiche specifiche (tratti percettivi, non percettivi, sovraordinata) dello stimolo bersaglio presentato e formulare un giudizio circa la presenza/assenza di un determinato tratto nella sua rappresentazione semantica.

Si accede all'esercizio cliccando su 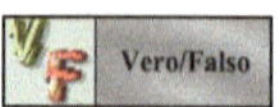

Dopo aver iniziato l'esercizio, in caso di difficoltà, l'apposito tasto di aiuto ? fornisce le necessarie istruzioni e i suggerimenti per lo svolgimento del compito (Fig. 3.19).

Le altre icone a forma di bottone poste nella parte inferiore dello schermo rispettivamente permettono di:
- disattivare la modalità audio;
- prima di avviare il compito, decidere se presentare gli stimoli come immagine o parola;
- uscire dall'esercizio.

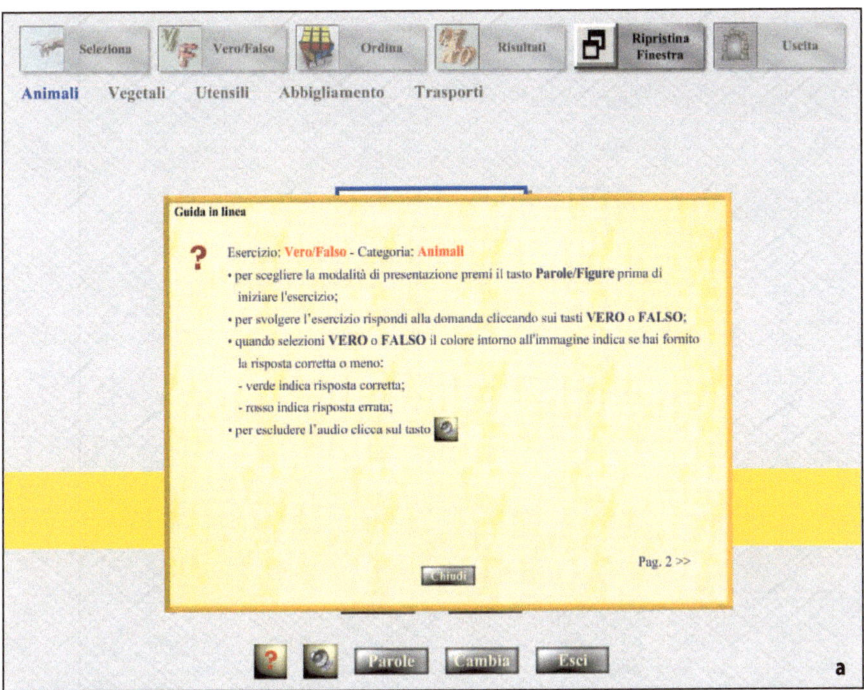

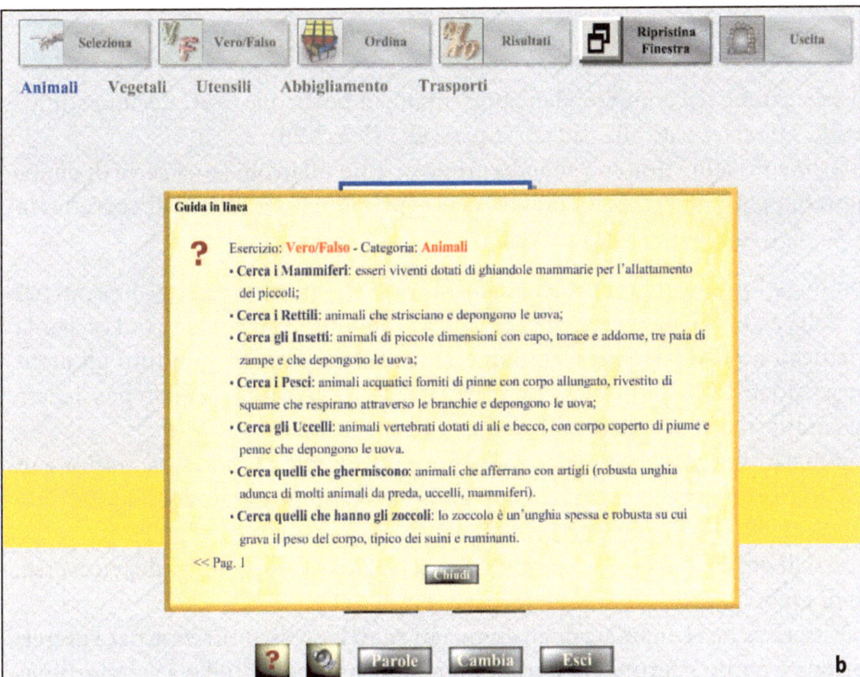

Fig. 3.19. a Guida in linea con informazioni sull'esercizio (Pagina 1). **b** Guida in linea con informazioni sull'esercizio (Pagina 2)

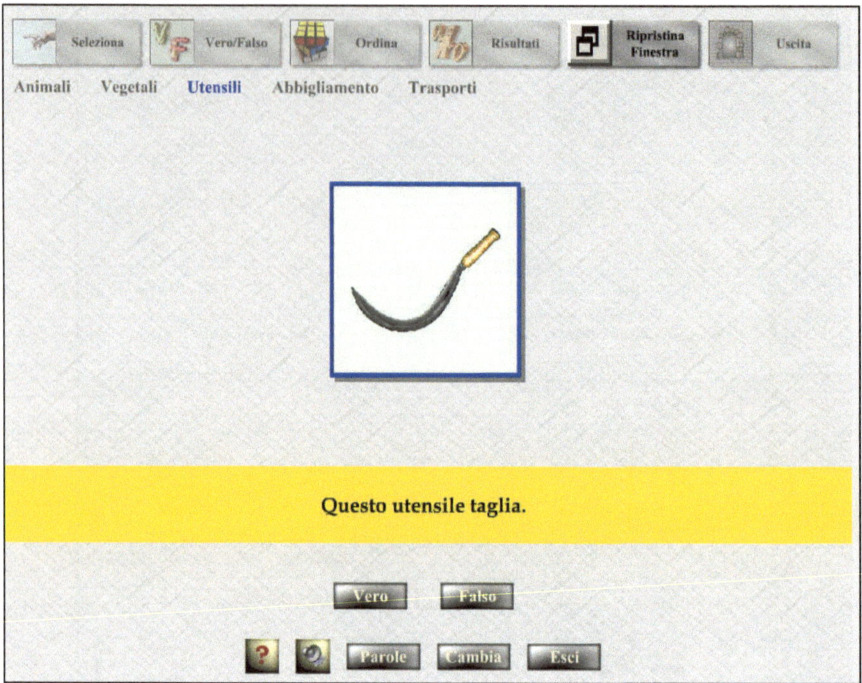

Fig. 3.20. Stimolo ed enunciato

Per l'esecuzione del compito viene presentato, in posizione centrale, uno stimolo alla volta, appartenente alla categoria prescelta (Fig. 3.20).

In riferimento allo stimolo vengono proposti, uno alla volta, una serie di enunciati; riguardo ciascuno di essi l'utente deve esprimere un giudizio di correttezza cliccando con il mouse su "**Vero**" o "**Falso**".

Gli enunciati proposti fanno riferimento a tratti che possono essere presenti nei membri della categoria prescelta ma che non lo sono necessariamente (ad es. per la categoria degli utensili: benché alcuni di essi abbiano il manico, non tutti gli utensili lo possiedono). Si deve quindi verificare se il concetto rappresentato possieda o meno la caratteristica proposta nell'enunciato.

Gli enunciati vengono presentati contemporaneamente in modalità grafica e in modalità audio; qualora lo si ritenga opportuno è possibile eliminare quest'ultima modalità cliccando sull'icona corrispondente.

Nel caso di giudizio esatto lo sfondo dello schermo si colora di verde; viceversa, nel caso di giudizio errato si colora di rosso (Fig. 3.21).

Le caratteristiche richiamate dagli enunciati sono le stesse utilizzate per l'esercizio Seleziona e fanno riferimento a tratti percettivi, non percettivi o a sovraordinate. La presentazione avviene in maniera randomizzata e il numero degli enunciati varia a seconda della categoria.

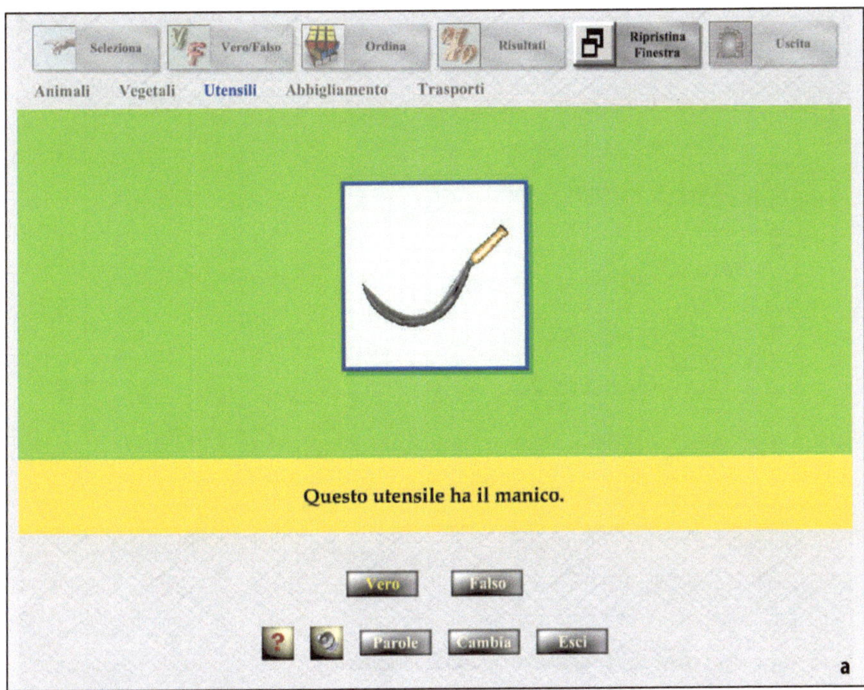

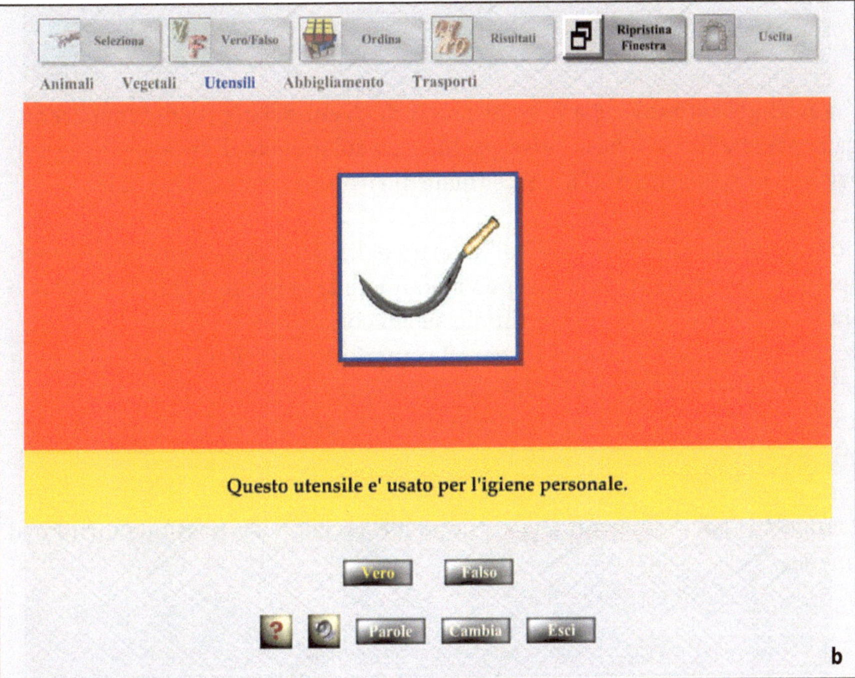

Fig. 3.21. a La schermata verde compare in caso di risposta corretta. **b** La schermata rossa compare in caso di risposta errata

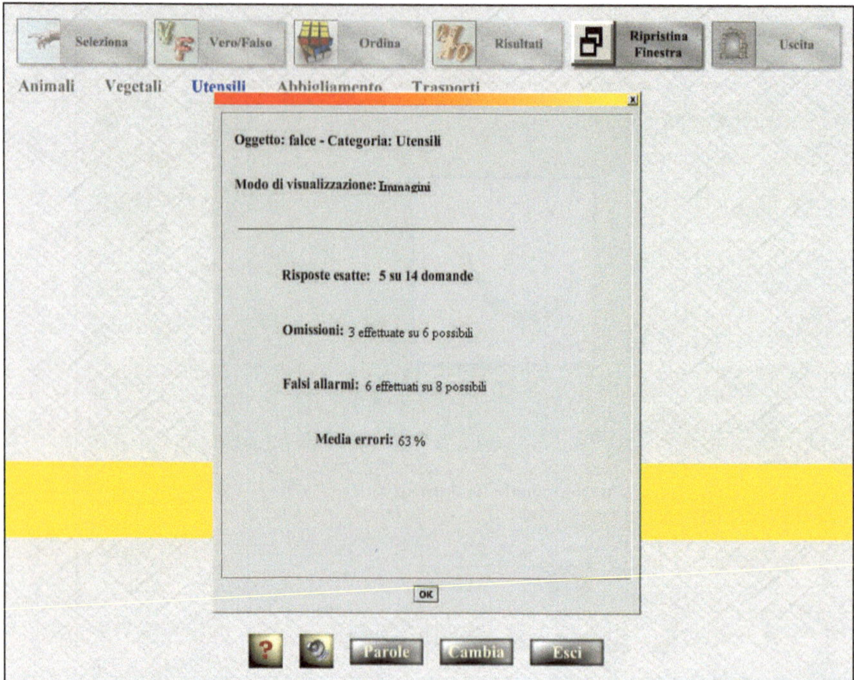

Fig. 3.22. Risultati dell'esercizio

Per ogni singolo stimolo, alla fine della serie degli enunciati proposti, appare automaticamente una finestra riassuntiva che informa sul numero di risposte esatte, sulle omissioni, i falsi allarmi e sulla percentuale di risposte errate (Fig. 3.22).

Dopo aver cliccato sul tasto "**OK**" all'interno della finestra riassuntiva, la schermata ripropone lo stesso stimolo e si può riprendere la sessione d'esercizio; il tasto "**Cambia**" permette di sostituire lo stimolo su cui condurre il compito.

Cliccando su "**Parole**", prima di iniziare il compito, lo stimolo viene presentato in forma di parola scritta (Fig. 3.23). Volendo cambiare la modalità di somministrazione durante la sessione è necessario uscire con l'apposito tasto e ripartire dal tasto di inizio; è importante ricordare che in tal modo vengono azzerati i risultati della sessione precedente.

Cliccando su "**Esci**" si termina la sessione d'esercizio ed è possibile tornare al menù iniziale.

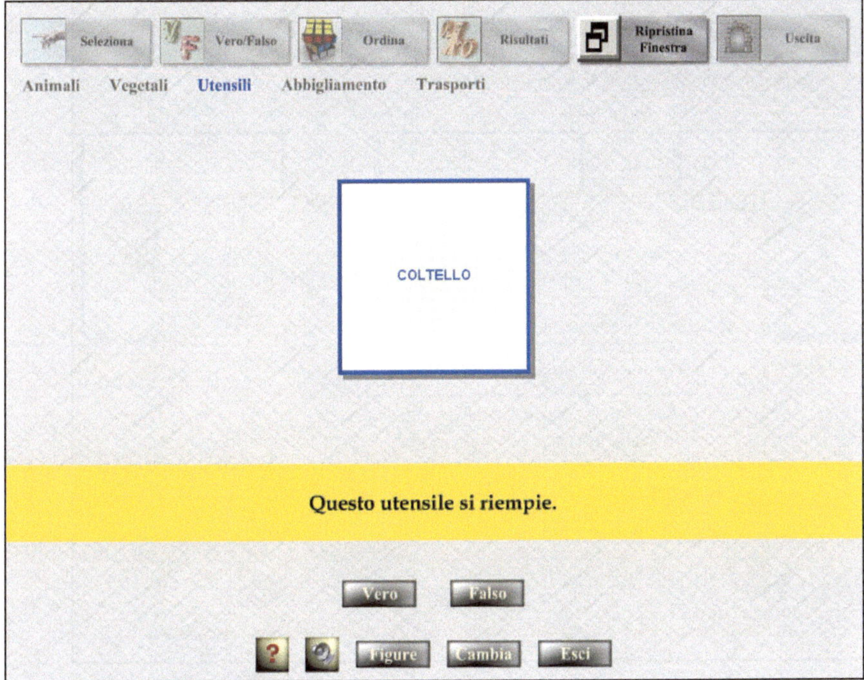

Fig. 3.23. Stimolo ed enunciato

Esercizio Ordina

Questo esercizio richiede di confrontare i concetti rispetto ad alcune dimensioni (ad es. grandezza, velocità, ecc.). Vengono presentati tre stimoli intracategoriali con l'obiettivo di ordinarli rispetto alla dimensione fornita.

Si accede all'esercizio cliccando su 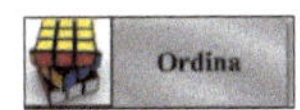

Una volta avviato l'esercizio, l'apposito tasto di aiuto fornisce le necessarie istruzioni (Fig. 3.24).

Le altre icone a forma di bottone poste nella parte inferiore dello schermo permettono rispettivamente di:

- disattivare la modalità audio;
- prima di avviare il compito, decidere se presentare gli stimoli come immagine o parola;
- presentare una successiva serie di stimoli;
- uscire dall'esercizio.

All'avvio dell'esercizio compaiono tre figure o parole (Fig. 3.25) della categoria prescelta.

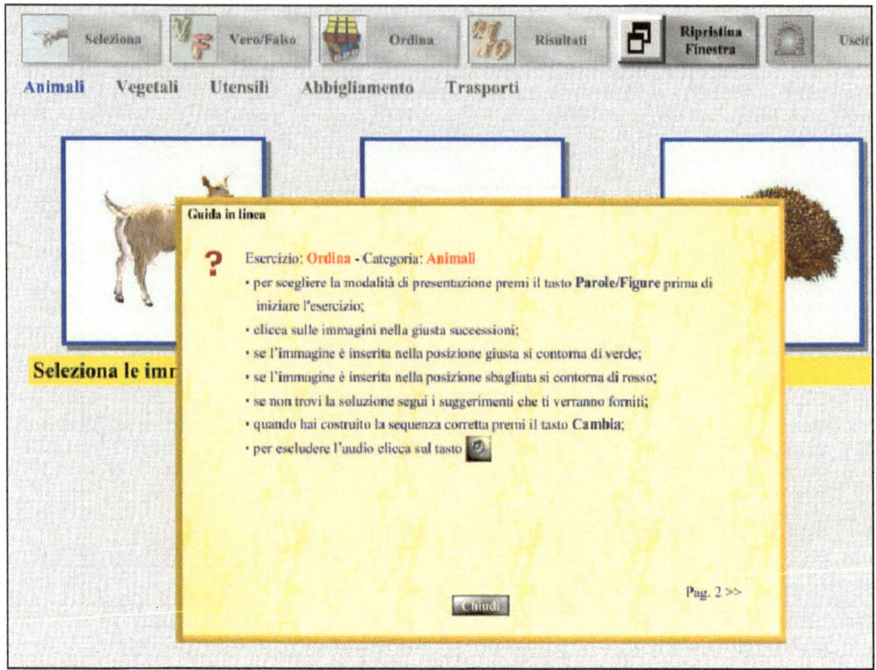

Fig. 3.24. Guida in linea con informazioni sull'esercizio

Sotto gli stimoli appare una didascalia con la consegna che fornisce il criterio di ordinamento. La consegna e le informazioni fornite dai pop-up vengono fornite anche in modalità audio. Gli stimoli dovranno essere selezionati, secondo il criterio previsto, cliccando con il mouse; il sistema provvede a posizionare gli stimoli in maniera sequenziale da sinistra a destra.

Si precisa che, per il criterio di successione (ad esempio dal più piccolo al più grande), bisogna fare riferimento alle dimensioni reali dello stimolo e non alla rappresentazione di questo nell'immagine sullo schermo.

Se il compito è stato eseguito correttamente appare un pop-up di conferma e le icone vengono bordate in verde (Fig. 3.26). Per proseguire è necessario cliccare sull'icona "**Cambia**".

Se l'ordinamento eseguito non è corretto (Fig. 3.27) un pop-up informa sull'erronea selezione e le icone vengono bordate in rosso. Per un nuovo tentativo è necessario chiudere il pop-up cliccando con il mouse su "**Chiudi**".

Dopo tre insuccessi il sistema fornisce automaticamente delle facilitazioni come guida, che appaiono in blu all'interno del pop-up. Le facilitazioni chiedono di individuare, uno per volta, i limiti estremi dell'ordinamento (Fig. 3.28).

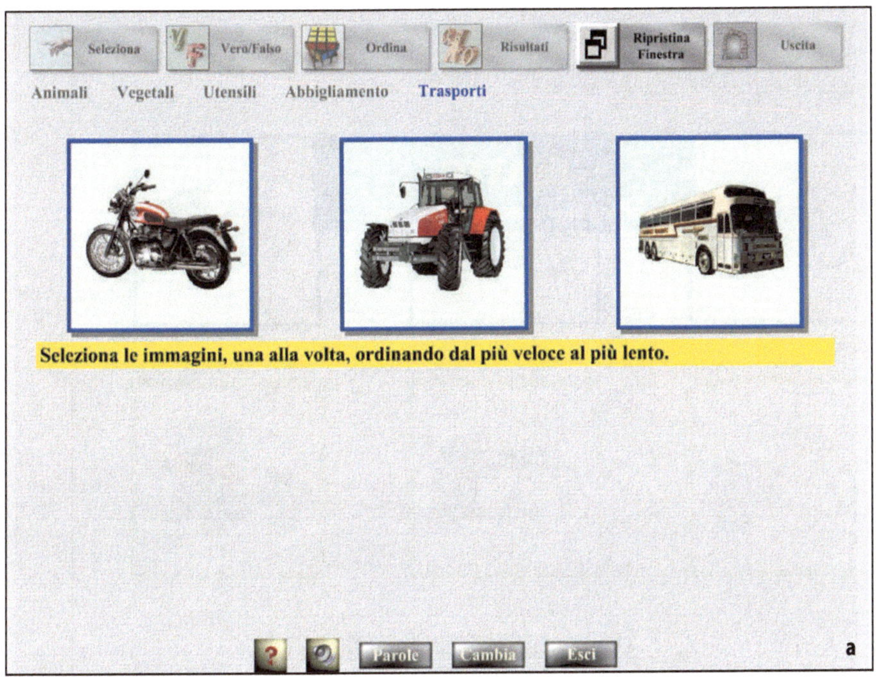

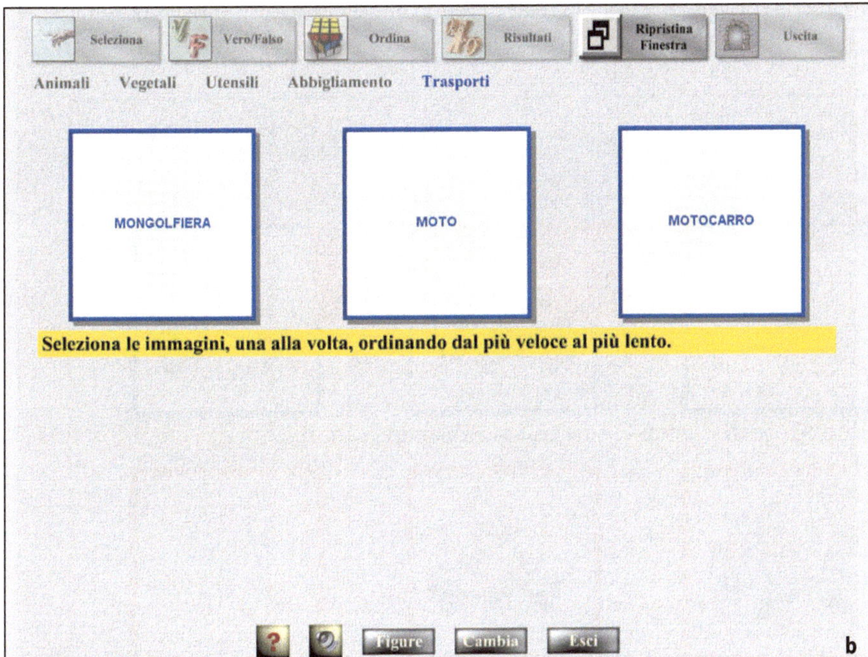

Fig. 3.25. a Schermata di avvio dell'esercizio con figure. **b** Schermata di avvio dell'esercizio con parole

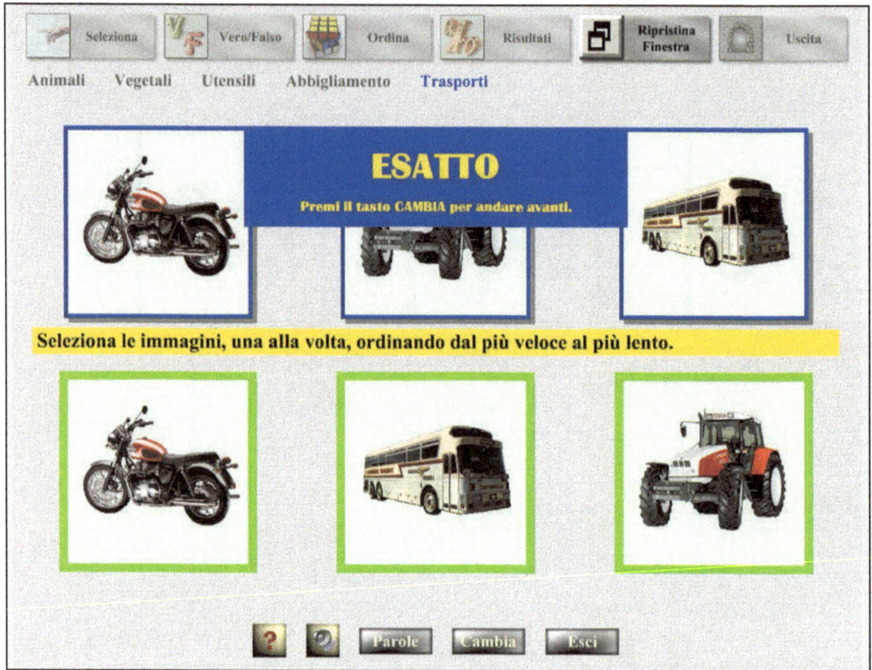

Fig. 3.26. La scritta "Esatto" e le icone bordate di verde compaiono in caso di risposta esatta

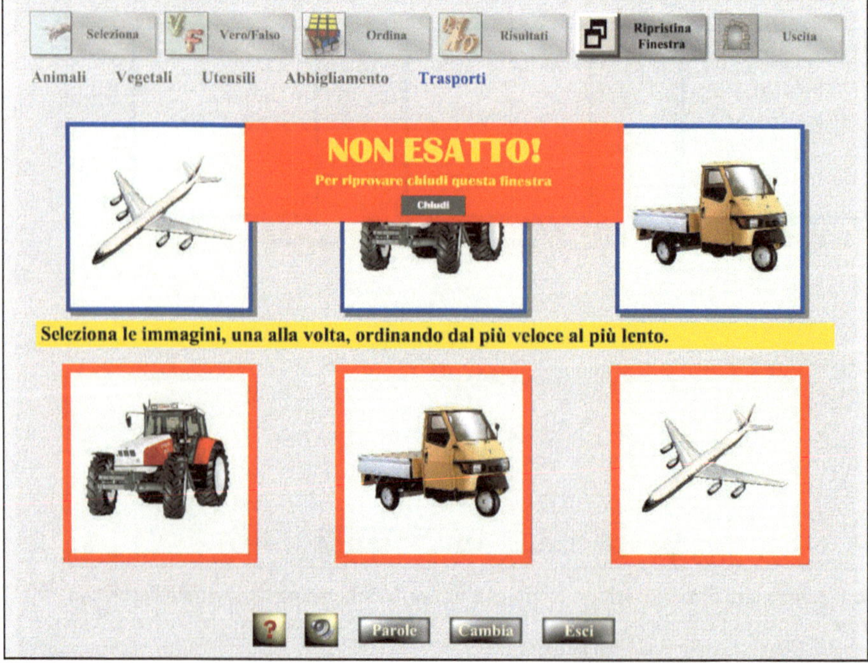

Fig. 3.27. La scritta "Non esatto" e le icone bordate di rosso compaiono in caso di risposta errata

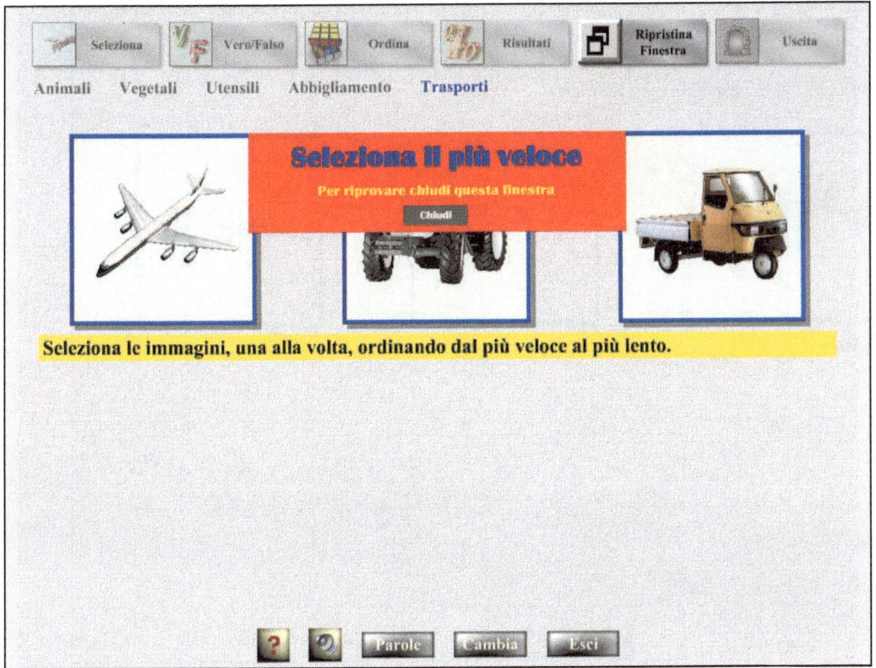

Fig. 3.28. Schermata facilitata nella quale è sufficiente individuare una sola icona alla volta

Dopo aver chiuso la finestra di aiuto, nel caso in cui non venga selezionato lo stimolo richiesto dalla facilitazione compare un pop-up che informa dell'errore; per poter proseguire nei tentativi è necessario chiuderlo; questa procedura verrà ripetuta sino all'individuazione del target richiesto dalla facilitazione (Fig. 3.29).

Una volta individuato lo stimolo suggerito dalla prima facilitazione, apparirà un successivo pop-up contenente la seconda facilitazione (Fig. 3.30).

Anche in questa fase, in caso di errore, compare un pop-up che informa sull'erronea selezione; per poter proseguire nei tentativi è necessario chiuderlo. Questa procedura verrà ripetuta sino all'individuazione del target richiesto dalla facilitazione.

Se, viceversa, si seleziona lo stimolo appropriato compare un pop-up che invita a fornire la sequenza corretta, dopo aver chiuso la finestra di aiuto (Fig. 3.31). Effettuata questa operazione viene riproposta la situazione iniziale dell'esercizio. Se la sequenza è corretta appare un pop-up "ESATTO" che invita a premere "**Cambia**" per passare ad un altro ordinamento.

Se, dopo gli aiuti, non viene individuata la sequenza corretta, le icone selezionate vengono bordate tutte in rosso e il sistema fornisce un pop-up che informa dell'errore (Fig. 3.32); chiudendolo, automaticamente compare la sequenza corretta nella quale i target vengono bordati in verde e appare, per pochi secondi, un altro pop-up blu che fornisce la sequenza corretta (Fig. 3.33). Premendo il tasto "**Cambia**" viene riproposto un altro ordinamento per continuare l'esercizio.

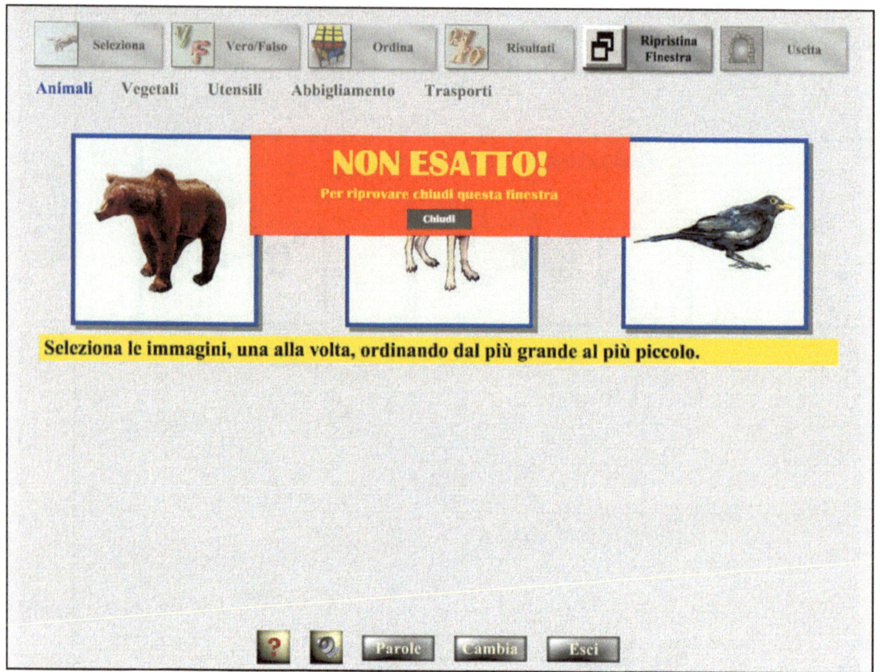

Fig. 3.29. La scritta "Non esatto" compare in caso di risposta errata

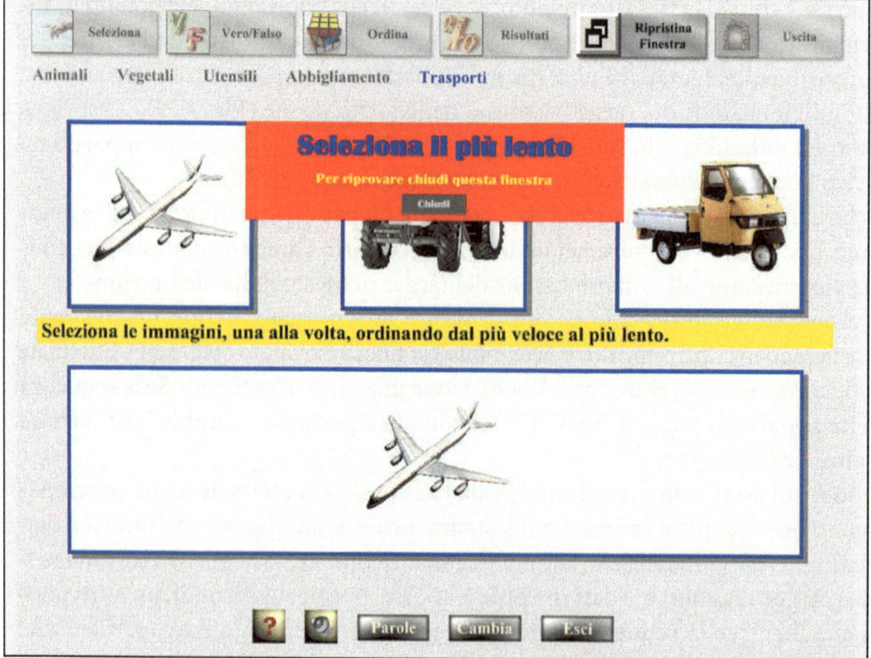

Fig. 3.30. Schermata facilitata nella quale è sufficiente individuare una sola icona alla volta

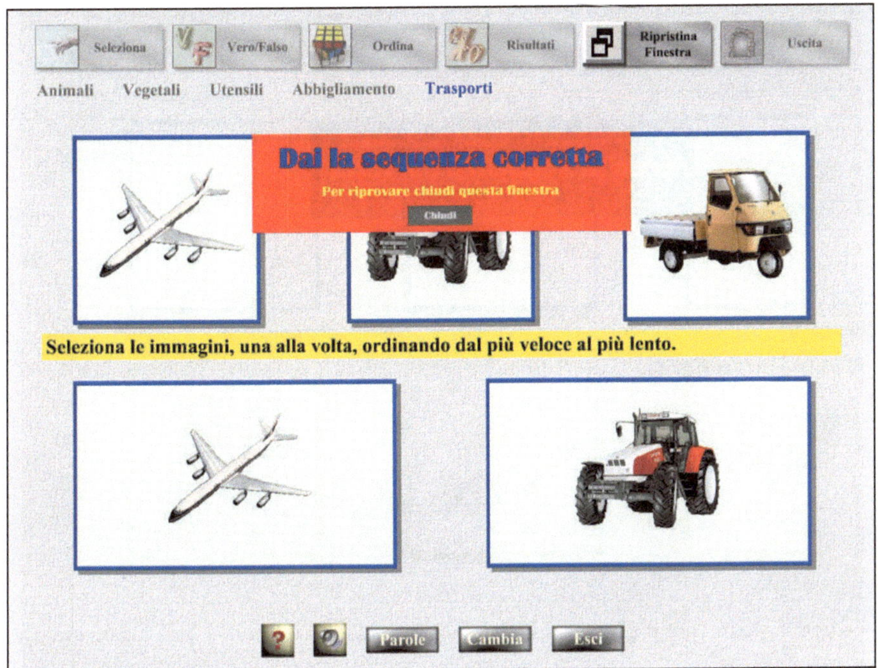

Fig. 3.31. In caso di risposta esatta viene richiesto di individuare la sequenza corretta

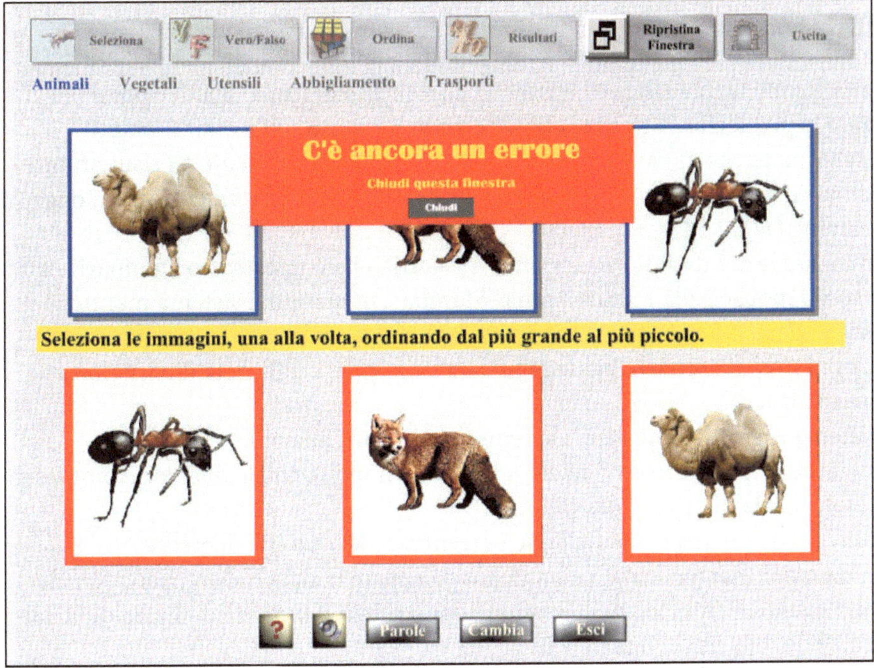

Fig. 3.32. Le icone sono bordate di rosso in caso di risposta errata

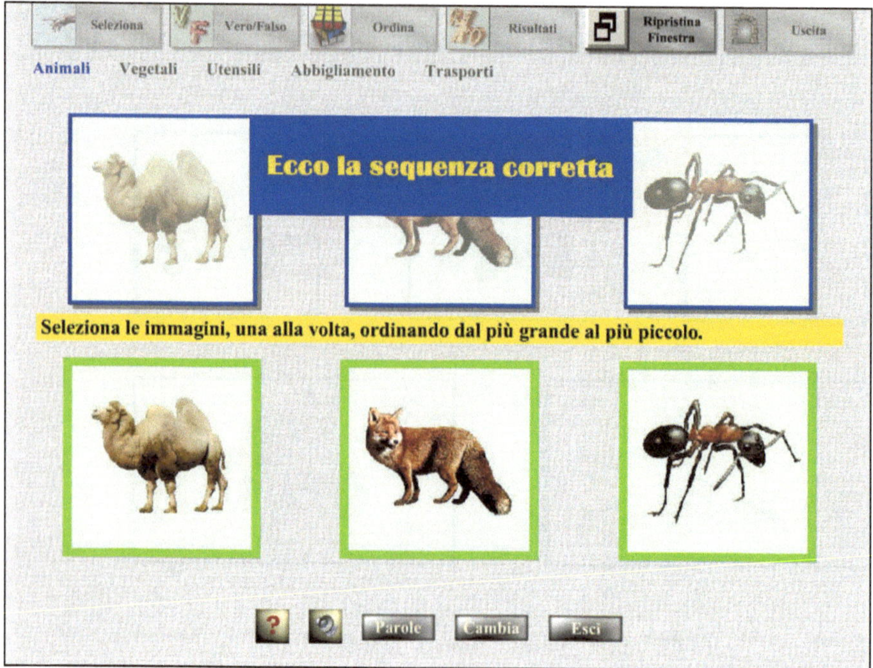

Fig. 3.33. Le icone sono bordate di verde quando viene mostrata la risposta corretta

Risultati

Una volta terminata la sessione di esercizi, cliccando sull'icona "**Esci**", è possibile visualizzare le prestazioni ottenute cliccando con il mouse sull'icona "**Risultati**".

La schermata che appare evidenzia i dati anagrafici dell'utente e i risultati ottenuti nell'ultima sessione di esercizio, rispettivamente per ciascuna categoria oggetto di training (Fig. 3.34).

Per conservare i dati della sessione, si ricorda che è necessario stamparli cliccando con il mouse sulla relativa icona "**Stampa**", in quanto il sistema mantiene in memoria esclusivamente i dati anagrafici e anamnestici.

Per ogni tipo di esercizio viene segnalata la modalità utilizzata di visualizzazione: immagini/parole.

Il sistema registra come errori le omissioni e i falsi allarmi.

Per ciascun tipo di errore il sistema riporta il numero totale di errori commessi e il numero totale di errori possibili.

Inoltre viene fornita la media delle percentuali dei due tipi di errore.

Tale dato non viene calcolato e sul riepilogo appare la sigla NaN% (*Not a Number*) nella rara eventualità in cui, nella sessione di esercizio, il numero di omissioni o falsi allarmi possibili risulti uguale a 0.

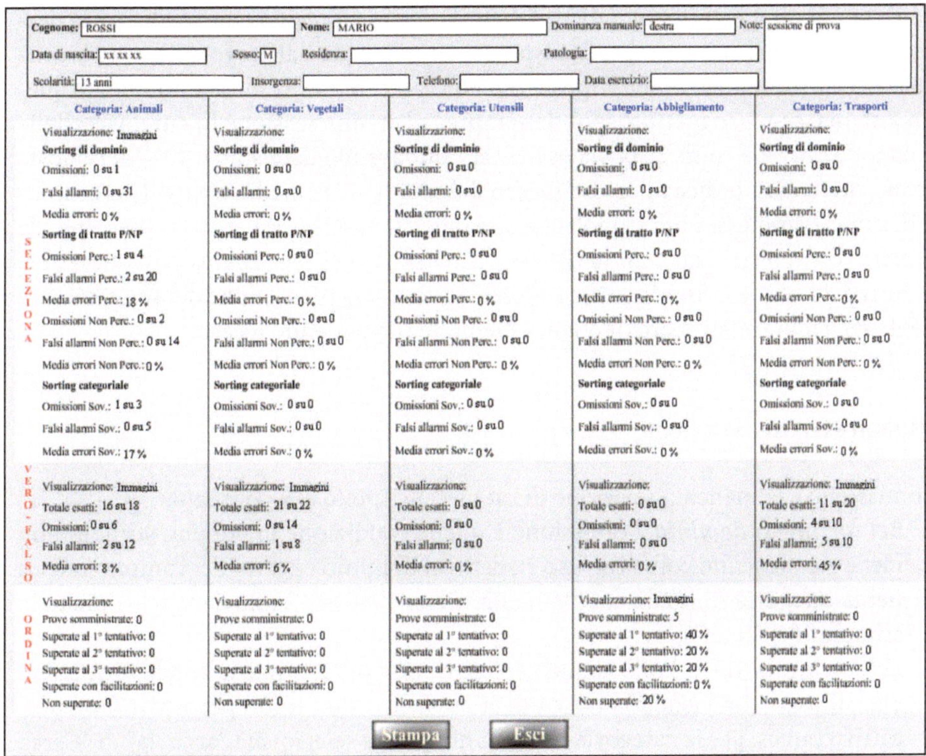

Cognome: ROSSI | Nome: MARIO | Dominanza manuale: destra | Note: sessione di prova

Data di nascita: xx xx xx | Sesso: M | Residenza: | Patologia:

Scolarità: 13 anni | Insorgenza: | Telefono: | Data esercizio:

SELEZIONA

Categoria: Animali	Categoria: Vegetali	Categoria: Utensili	Categoria: Abbigliamento	Categoria: Trasporti
Visualizzazione: Immagini	Visualizzazione:	Visualizzazione:	Visualizzazione:	Visualizzazione:
Sorting di dominio	**Sorting di dominio**	**Sorting di dominio**	**Sorting di dominio**	**Sorting di dominio**
Omissioni: 0 su 1	Omissioni: 0 su 0	Omissioni: 0 su 0	Omissioni: 0 su 0	Omissioni: 0 su 0
Falsi allarmi: 0 su 31	Falsi allarmi: 0 su 0	Falsi allarmi: 0 su 0	Falsi allarmi: 0 su 0	Falsi allarmi: 0 su 0
Media errori: 0 %	Media errori: 0 %	Media errori: 0 %	Media errori: 0 %	Media errori: 0 %
Sorting di tratto P/NP	**Sorting di tratto P/NP**	**Sorting di tratto P/NP**	**Sorting di tratto P/NP**	**Sorting di tratto P/NP**
Omissioni Perc.: 1 su 4	Omissioni Perc.: 0 su 0	Omissioni Perc.: 0 su 0	Omissioni Perc.: 0 su 0	Omissioni Perc.: 0 su 0
Falsi allarmi Perc.: 2 su 20	Falsi allarmi Perc.: 0 su 0	Falsi allarmi Perc.: 0 su 0	Falsi allarmi Perc.: 0 su 0	Falsi allarmi Perc.: 0 su 0
Media errori Perc.: 18 %	Media errori Perc.: 0 %	Media errori Perc.: 0 %	Media errori Perc.: 0 %	Media errori Perc.: 0 %
Omissioni Non Perc.: 0 su 2	Omissioni Non Perc.: 0 su 0	Omissioni Non Perc.: 0 su 0	Omissioni Non Perc.: 0 su 0	Omissioni Non Perc.: 0 su 0
Falsi allarmi Non Perc.: 0 su 14	Falsi allarmi Non Perc.: 0 su 0	Falsi allarmi Non Perc.: 0 su 0	Falsi allarmi Non Perc.: 0 su 0	Falsi allarmi Non Perc.: 0 su 0
Media errori Non Perc.: 0 %	Media errori Non Perc.: 0 %	Media errori Non Perc.: 0 %	Media errori Non Perc.: 0 %	Media errori Non Perc.: 0 %
Sorting categoriale	**Sorting categoriale**	**Sorting categoriale**	**Sorting categoriale**	**Sorting categoriale**
Omissioni Sov.: 1 su 3	Omissioni Sov.: 0 su 0	Omissioni Sov.: 0 su 0	Omissioni Sov.: 0 su 0	Omissioni Sov.: 0 su 0
Falsi allarmi Sov.: 0 su 5	Falsi allarmi Sov.: 0 su 0	Falsi allarmi Sov.: 0 su 0	Falsi allarmi Sov.: 0 su 0	Falsi allarmi Sov.: 0 su 0
Media errori Sov.: 17 %	Media errori Sov.: 0 %	Media errori Sov.: 0 %	Media errori Sov.: 0 %	Media errori Sov.: 0 %

VERO-FALSO

Categoria: Animali	Categoria: Vegetali	Categoria: Utensili	Categoria: Abbigliamento	Categoria: Trasporti
Visualizzazione: Immagini	Visualizzazione: Immagini	Visualizzazione:	Visualizzazione:	Visualizzazione: Immagini
Totale esatti: 16 su 18	Totale esatti: 21 su 22	Totale esatti: 0 su 0	Totale esatti: 0 su 0	Totale esatti: 11 su 20
Omissioni: 0 su 6	Omissioni: 0 su 14	Omissioni: 0 su 0	Omissioni: 0 su 0	Omissioni: 4 su 10
Falsi allarmi: 2 su 12	Falsi allarmi: 1 su 8	Falsi allarmi: 0 su 0	Falsi allarmi: 0 su 0	Falsi allarmi: 5 su 10
Media errori: 8 %	Media errori: 6 %	Media errori: 0 %	Media errori: 0 %	Media errori: 45 %

ORDINA

Categoria: Animali	Categoria: Vegetali	Categoria: Utensili	Categoria: Abbigliamento	Categoria: Trasporti
Visualizzazione:	Visualizzazione:	Visualizzazione:	Visualizzazione: Immagini	Visualizzazione:
Prove somministrate: 0	Prove somministrate: 0	Prove somministrate: 0	Prove somministrate: 5	Prove somministrate: 0
Superate al 1° tentativo: 0	Superate al 1° tentativo: 0	Superate al 1° tentativo: 0	Superate al 1° tentativo: 40 %	Superate al 1° tentativo: 0
Superate al 2° tentativo: 0	Superate al 2° tentativo: 0	Superate al 2° tentativo: 0	Superate al 2° tentativo: 20 %	Superate al 2° tentativo: 0
Superate al 3° tentativo: 0	Superate al 3° tentativo: 0	Superate al 3° tentativo: 0	Superate al 3° tentativo: 20 %	Superate al 3° tentativo: 0
Superate con facilitazioni: 0	Superate con facilitazioni: 0	Superate con facilitazioni: 0	Superate con facilitazioni: 0 %	Superate con facilitazioni: 0
Non superate: 0	Non superate: 0	Non superate: 0	Non superate: 20 %	Non superate: 0

Stampa | Esci

Fig. 3.34. Risultati divisi per categoria

Per gli esercizi Seleziona e Vero/Falso, nei risultati si è deciso di non riportare genericamente la performance del soggetto in termine di percentuale di risposte errate, ma di tenere conto dei due possibili tipi di errore rappresentati dalle omissioni (OM) e dai falsi allarmi (FA). Ciò è reso necessario dal fatto che, di sessione in sessione, il numero di stimoli che possono dar luogo a FA non è sempre uguale al numero di stimoli che possono dar luogo a OM. È possibile, per esempio, che in una sessione di Vero/Falso capiti che siano molto più frequenti gli stimoli a cui si dovrebbe rispondere "sì" (rispondere "no" in questo caso significherebbe commettere una OM), che non quelli a cui si debba rispondere "no" (rispondere "sì" in questo caso significherebbe commettere un FA). Stando così le cose, un soggetto che rispondesse "sì" a tutte le domande senza neanche pensarci otterrebbe un numero di risposte errate molto basso, dando la falsa impressione di una performance piuttosto accurata. Si è scelto allora di riportare separatamente il numero di FA commessi sul numero di FA possibili (in quella data sessione) e il numero di OM commesse sul numero di OM possibili (in quella data sessione) in modo da poter apprezzare se il paziente ha dato una risposta preferenziale (cioè ha mostrato la tendenza a rispondere sempre sì o sempre no).

È stato inoltre fornito un indice globale di errore espresso come media tra la percentuale di errori commessi sulle risposte che potevano dal luogo a FA e la percentuale di errori commessi sulle risposte che potevano dar luogo ad OM. Adottando questo sistema, se un soggetto risponde sempre "sì" in una sessione in cui il 90% delle domande prevede come risposta esatta "sì", pur avendo dato solo il 10% di risposte errate, otterrà un indice di errore medio del 50%: cioè la media tra 0% (percentuale di errori commessi sugli stimoli che possono dar luogo a OM) e 100% (percentuale di errori commessi sugli stimoli che possono dar luogo a FA). Espresso in questi termini, il dato rende in modo più intuitivo il fatto che la prestazione del soggetto non sia da considerare migliore di quella ottenibile rispondendo a caso.

Risultati esercizio Seleziona

L'omissione è la mancata selezione di un target rispetto alla consegna:

- nel *sorting di dominio*, l'omissione è quella condizione in cui uno stimolo non viene riconosciuto come intruso rispetto al dominio oggetto del compito (ad es. per la categoria Animali alla domanda "Cerca l'intruso" non viene selezionato lo stimolo "forchetta");
- nel *sorting di tratto*, l'omissione percettiva/non percettiva è la condizione in cui allo stimolo non viene riconosciuta la presenza di un tratto percettivo/non percettivo (ad es. per la categoria Vegetali non viene selezionata "arancia" in "Cerca quelli con il nocciolo o i semi"/ "Cerca quelli che si sbucciano per essere mangiati");
- nel *sorting categoriale*, l'omissione è la mancata selezione dello stimolo rispetto all'appartenenza alla categoria prevista dalla consegna (ad es. per la categoria Utensili alla consegna "Cerca gli utensili del falegname" non viene selezionato "sega").

Il falso allarme è l'erronea selezione di un target non corrispondente alla consegna:

- nel *sorting di dominio*, il falso allarme avviene quando viene selezionato come intruso un target che appartiene alla categoria oggetto del compito (ad es. nella categoria Utensili, alla consegna "Cerca l'intruso" viene selezionato "martello");
- nel *sorting di tratto*, il falso allarme percettivo/non percettivo avviene quando uno stimolo viene considerato, erroneamente, come possessore del tratto oggetto della consegna (ad es. per la categoria Vegetali viene selezionata "banana" in "Cerca quelli con il nocciolo o i semi" / "Cerca quelli che si mangiano prevalentemente cotti");
- nel *sorting categoriale*, il falso allarme è l'erronea attribuzione di uno stimolo rispetto alla categoria richiesta (ad es. per i Trasporti, viene selezionato "camion" in "Cerca i velivoli").

Risultati esercizio Vero/Falso

Per questo esercizio vengono riportate le somme di tutti gli esercizi eseguiti nell'ultima sessione e il totale di giudizi esatti sul totale di items proposti, suddivisi per le rispettive categorie. In tal modo è possibile analizzare attraverso le prestazioni sui singoli target la consistenza delle conoscenze semantiche relative a ogni categoria.

Viene, inoltre, riportato il numero di omissioni e di falsi allarmi sul totale delle risposte agli enunciati proposti. Infine viene calcolata e presentata la percentuale media degli errori.

- L'omissione è la condizione in cui allo stimolo presentato non viene riconosciuta la presenza di un tratto che appartiene alla collezione di tratti che lo rappresentano (ad es. nella categoria Vegetali, per lo stimolo "banana", l'enunciato "Questo vegetale cresce su un albero" viene considerato falso).
- Il falso allarme è la condizione in cui allo stimolo viene assegnato un tratto che non appartiene alla collezione di tratti che lo rappresentano (ad es. nella categoria Utensili, per lo stimolo "tazza", l'enunciato "Questo utensile ha la lama" viene considerato vero).

Risultati esercizio Ordina

Per questo tipo di compito la tabella fornisce il numero di esercizi eseguiti nell'ultima sessione; in riferimento a questi, con il dato in percentuale, vengono presentate le seguenti informazioni:

- la quantità di prove superate al primo tentativo;
- nel caso di errori, le prove superate e il numero di tentativi necessari (prove superate al primo, secondo o terzo tentativo);
- nel caso in cui sia stato necessario usufruire della guida per completare il compito, il numero delle prove in cui sia stata utilizzata la facilitazione;
- se, nonostante le facilitazioni fornite, non sia stata individuata la sequenza corretta, la prova viene considerata non superata e la tabella presenta la percentuale rispetto al totale delle prove.